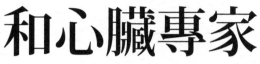

和心臟專家

談心

你所不知道的
心臟大小事

中國醫學科學院心臟專家

孫宏濤 博士◎編著

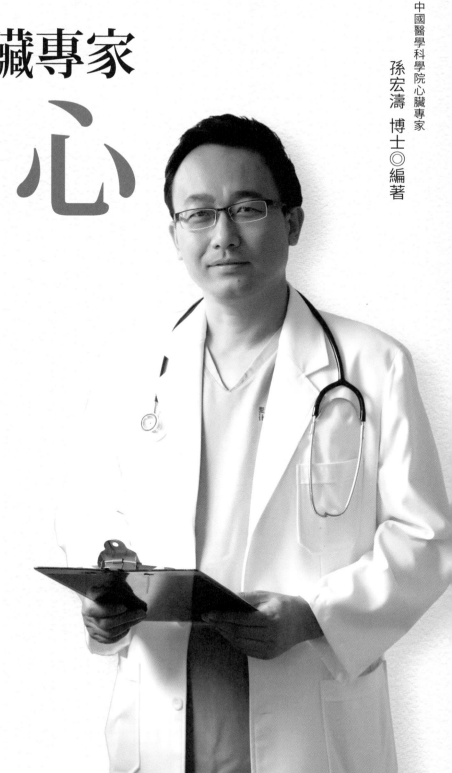

本書僅提供自我保健指導，醫學專業問題請隨時諮詢醫療機構。

本書內容普遍適用於一般社會大眾。但由於個人體質各有差異，若在參閱、採用本書的建議後仍未能獲得改善或仍有所疑慮，建議您向專科醫師諮詢，為健康做好最佳的把關。

心血管疾病（包括卒中）是威胁人类健康的第一杀手，又是可防可控的疾病。北京阜外医院孙宏涛医生热心健康教育，热心传播心血管预防治病的知识与技能，让促进健康，预防心血管疾病的知识走进千家万户，使广大民众和患者更好发挥主动能动性，学会自我管理且自身健康成为自己健康的第一责任人。他的健康教育科普新作《有声有色》内容丰富，形式生动活泼，采取有针对性的问答方案，并配有音频和视频，确是很有创意的一部医疗科普精品，一定会受到广大读者的喜爱。

北京大学医学部心内科学系主任

石湛一

2017.3.14

推薦序

　　心血管疾病（包括中風）是威脅人類健康的第一殺手，又是可防可控的疾病。北京阜外醫院孫宏濤醫生熱心健康教育，熱心傳播心血管預防治療的知識與技能，讓促進健康、預防心血管疾病的知識走進千家萬戶，使廣大民眾和患者更好發揮主動能動性，學會自我管理自身健康，成為自己健康的第一責任人。他的健康教育科普新作《和心臟專家談心》內容豐富，形式生動活潑，採取有針對性的問答方案，並配有音頻和視頻，確是很有創意的一部醫療科普精品，一定會受到廣大讀者的喜愛。

北京大學醫學部心內科學系主任

胡大一

2017.3.14

前言

　　正值人間四月，天朗氣清，惠風和暢。掩卷擱筆，也算暢情適意！畢竟，多年的小心願，終是有所交代——《和心臟專家談心》即將出版。

　　曾經在象牙塔中，也許是年少輕狂，對那些號稱「包治百病」、所謂「祖傳」的秘方堂而皇之地出現於公眾視野，憤然於心。每每扼腕歎息之餘，更暗下決心要傾注所學惠及大眾。多年來也曾撰寫過多篇科普小文刊發於各類健康雜誌報刊，但卻零散而不成體系。醫之大家是理想，惠及大眾是追求。然而，要立足現代醫學，結合臨床經驗，出自專業，面向大眾，編著一本系統的醫學科普書籍，對於我和像我一樣的臨床醫生個體而言，現實各種骨感瞬間蜂擁而至，手握陽光，相去遙遠。

　　走出象牙塔，臨床輾轉二十年餘，初心不忘。創辦大家醫聯，便是在現實與理想中搭建一個空間基地台，希冀醫學界群賢畢至，少長咸集，終成就醫之大家，惠及芸芸大眾。這本《和心臟專家談心》正是大家醫聯的一種嘗試。此舉，雖不知市場反響如何，但我相信，凡比照自身健康閱讀此書應能從中受益！畢竟，防病大於治病，而獲取醫學常識，提高常見病、慢性病的自我管理能力則是有效預防疾病、減少疾病困擾的根本要基！

　　從這本書的誕生，到未來系列圖書的推出，究竟路有多長，能走多遠，我無法一眼洞穿，甚至頗有忐忑。但既然現在我們滿懷力量、充滿期待，那就不計得失努力去做吧！我們希望，在不久的將來，可以通過凝聚更多、更專業的醫學專家，推出更多、更精彩的健康科普圖書，成就醫之大家，惠及更多大眾！願不忘初心，方得始終。

　　最後，感謝編書過程中所有給予我們幫助的中國醫學科學院阜外醫院各位長官、同仁們！感謝各位媒體及出版社朋友們的抬愛與幫助！感謝大家醫聯對我的信任與支持！更要感謝各界朋友對大家醫聯、對我的信任與支持！

編著者

2017.4.11

目錄

Part **3** 心律失常 101

Part 5 心臟衰竭 155

Part 6 先天性心臟病 181

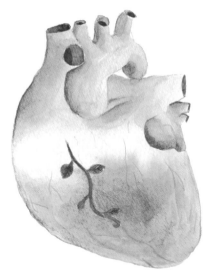

嬰兒—青年

預防心臟病從娃娃抓起

　　從2歲左右開始，人體的血管就逐漸出現動脈粥狀硬化的問題。換句話說，那些粥狀斑塊從小就開始在人體血管內堆積，隨著年齡的增長，血管可能會被愈來愈多「水垢」堵塞。飲食干預對早期的動脈粥狀硬化是可逆轉的。因此，兒童飲食儘量多樣化，多食用五穀雜糧、蔬菜水果等健康食物，預防冠心病，最好從娃娃開始。

什麼是青春期高血壓

　　青春期高血壓就是指在青春期發病的高血壓。青春期高血壓的發生多是暫時性，平時無明顯的症狀表現，只有在運動量過大或過度疲勞時才會有輕微的頭暈乏力等症狀。過了青春期，心血管系統發育趨於平衡後，患者血壓就會恢復正常。如果持續很長一段時間血壓繼續上升，就要做進一步檢查，並在醫生指導下服用降壓藥。

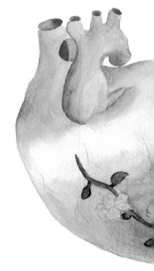

中年

如何備孕預防胎兒先天性心臟病

　　科學備孕需要提前做孕前檢查，排除家族病史，懷孕前三個月提前服用葉酸。懷孕前不宜裝修房間，戒菸限酒，避免接觸汞、鋁、一氧化碳等有毒物質，它們會影響人體內的精子和卵子，導致胎兒畸形。懷孕後要避免接觸有毒物質或受到病毒感染，避免接觸放射線、超音波、微波等，同時，在懷孕期間也不宜飼養寵物。懷孕期間應該避免服用不當藥物。還應注意避免缺乏微量元素、營養不良、營養過度、過度補充維生素等問題。

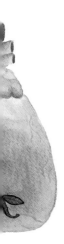

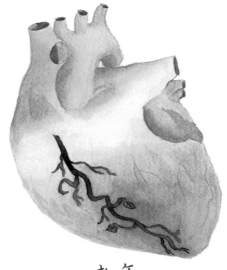

老年

什麼是 44 歲現象

從世界各國大量的統計資料看，43—45歲男人在生理上將發生巨大的變化，為此把44歲定為青年和壯年的分界點。這個階段的人往往上有老下有小，事業也正處在上升期，飲食睡眠不按時、精神緊張、工作繁忙、競爭激烈、吸菸、熬夜都是常有的事。多重因素下不僅容易誘發過去已患的慢性病，有冠心病的人還容易突發心肌梗塞。

如何預防更年期的冠心病

預防更年期的冠心病，先從源頭入手，對引發冠心病的因素多加注意，增加運動量，多進行一些放鬆身心的運動，要注意飲食清淡，避免重油重鹽，營養搭配均衡。此外，保持定期體檢的習慣，特別要注意檢查血壓、血脂、血糖，關注心血管系統的情況，做到早預防、早發現、早治療。

為什麼停經後女性容易血脂高

雌激素是重要的血管保護因子，具有改善脂質代謝、擴張小血管、防止內皮損傷的功能。女性在停經期後，雌激素分泌減少，血液黏稠度增加，少了雌激素對心血管的保護，可導致體內脂質代謝發生紊亂，引起血脂異常、糖代謝異常、血壓升高、交感神經緊張、內皮功能受損及血管炎症反應等變化，這也就意味著停經後女性更容易血脂高。

早晨鍛煉莫空腹

不吃早餐就運動存在著一定的心血管風險。早晨起床後，體內交感神經分泌出大量兒茶酚胺，此時的心率和血壓上升較快，是心血管疾病發作的高峰期，如果空腹運動，脂肪將分解出能量，從而對心肌造成不良影響，易誘發心律失常。

口味太重，小心冠心病

高鹽飲食可致血壓升高。鈉離子進入人體後會使血管容量增加，血管平滑肌的鈉水含量增加使血管阻力增加而使血壓升高。每人每餐放鹽不超過2g，每人每天攝入鹽不超過6g。儘量避免或減少進食含高鈉鹽的榨菜、鹹菜、醃菜、醃肉、鹹魚等醃製品以及黃醬、辣醬等調味品。

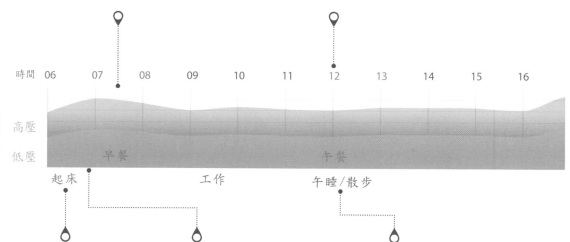

時間 06　07　08　09　10　11　12　13　14　15　16

高壓

低壓

早餐　　　　　　　　　午餐

起床　　　　　工作　　　　午睡/散步

保護心臟從刷牙開始

慢性牙周炎和冠心病存在一定的相關性，牙周病患者有較高的發炎性細胞激素（inflammatory cytokine）水平，這些發炎性細胞激素可促使動脈粥狀硬化、形成血栓，從而導致冠心病發生。口腔內和牙齦上的細菌也可通過與血小板表面的相應抗體結合，使血小板聚集，促進血栓形成，導致心肌梗塞的發生。

降壓藥什麼時間吃最好

降壓藥物服用時間與藥物的特點、血壓波動的特點有關。如果是長效降壓藥，一天服用一次即可，一般情況下如果一天一次的話，應該在早上起床後半小時服用，不拘飯前飯後，雖然有的藥物不受食物干擾，但是如果沒有胃腸道疾病，建議最好在進食前20分鐘以上服用。

散步是冠心病患者最好的運動

散步可以緩解神經肌肉的緊張，達到鬆弛鎮靜的功效。散步還可在一定程度上改善冠狀動脈血液循環，增加對心臟本身的氧氣和血液供應，鬆弛血管平滑肌，使血壓明顯下降。散步還能調節大腦皮層的功能活動，改善興奮和抑制過程，易使人感到精神振奮、心情舒暢。

什麼是地中海飲食

地中海飲食以水果、蔬菜、乾果、豆類、未精製的穀類、魚肉為主。蔬菜、水果裡包含人體必需的維生素C、β-胡蘿蔔素、葉酸等，魚肉脂肪含量相對較低，且含有較多的不飽和脂肪酸，食用的油類主要是橄欖油，即高纖維、高維生素、低脂、低熱量。

冠心病患者如何安全進行性生活

古書有云：「房中之事，能殺人，能生人，譬如水火」。說的就是性與猝死，也就是人們俗稱的「馬上風」。在某些特定的情形下，冠心病患者有可能在性交前後出現猝死：急性心肌梗塞及其恢復期、久別的愛侶、高血壓患者。

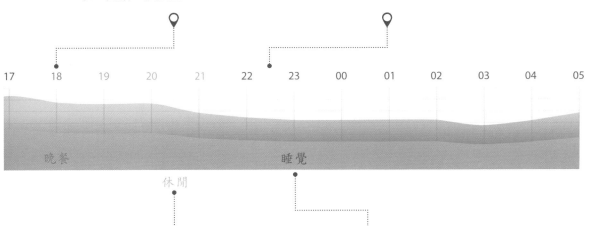

晚餐　　　　　　　　睡覺

休閒

冠心病患者洗澡有禁忌

冠心病患者洗浴時首先要將水溫控制在40℃以內，不宜進行過熱的桑拿浴、蒸汽浴。洗浴時間不宜過長，別超過30分鐘。不要過飽或者過度饑餓時洗澡。饑餓時洗澡加重了體能消耗，而飽餐本身會造成心臟供血不足，另一方面飽食後胃膨脹、橫膈上移，進一步加重心臟負擔，誘發心絞痛發作。

打呼嚕是否會影響心臟

打呼嚕的主要是各種原因引起的呼吸通道狹窄，如果沒有出現呼吸暫停、呼吸減弱或者低血氧症，一般不會增加心臟病的風險。一旦發生睡眠呼吸中止症候群，即可增加高血壓、冠心病、糖尿病和腦血栓等慢性病的發病風險，嚴重者還會有睡夢中猝死的風險。

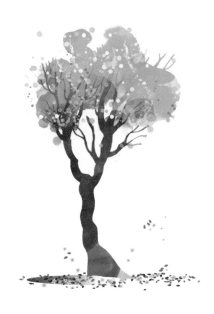

「春捂秋凍」別捂多了

　　春天乍暖還寒，溫度、濕度、氣壓、氣流等氣象要素最為變化無常，這種變化多端的氣候極易導致心臟血管發生痙攣，直接影響心臟本身的血液供應，從而導致冠心病患者病情惡化，根據經驗「春捂」沒問題，但也不要捂的過多，引起感冒，應根據個人體質的強弱、「下厚上薄」的減衣原則增減衣物。

　　　　新年都未有芳華，二月初驚見草芽。
　　　　白雪卻嫌春色晚，故穿庭樹作飛花。
　　　　　　　　　　　　——唐‧韓愈《春雪》

安全度夏要防低血壓

　　炎炎夏日，人體血壓受環境和溫度的影響很大，夏季人體出汗多，若沒有及時補充水分，血容量就會下降，血管的張力就變小，使得血壓下降，且夏天患者服用利尿劑也容易出現低血壓。不少高血壓患者就容易麻痺大意，因此，夏季不僅僅要防低血壓，還要找醫生及時調整藥物。

　　　　綠樹濃陰夏日長，樓臺倒影入池塘。
　　　　水晶簾動微風起，滿架薔薇一院香。
　　　　　　　　　　　——唐‧高駢《山亭夏日》

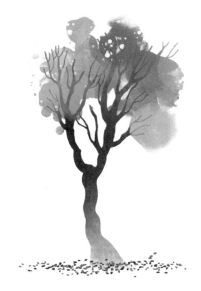

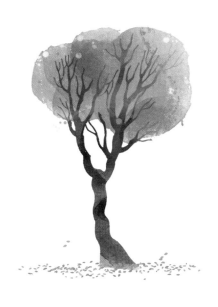

秋季謹防情緒病

　　秋風瑟瑟，容易使人產生悲傷、消極的情緒，因為秋冬季節陽光照射減少，人體的生理時鐘不適應日照時間縮短的變化，導致生理節律紊亂和內分泌失調，因而出現了情緒與精神狀態的紊亂，而人在情緒波動時，腎上腺分泌增加，血管收縮，心跳加速，血壓上升，也容易造成心臟負荷加重、冠狀動脈痙攣，從而引發心臟病。

　　　　遠上寒山石徑斜，白雲生處有人家。
　　　　停車坐愛楓林晚，霜葉紅於二月花。
　　　　　　　　　　　　——唐·杜牧《山行》

冬季護心防感冒

　　冠心病之所以在冬季好發是因為人體的心血管系統對外界溫度的變化很敏感。冬季是呼吸系統疾病的高發期，而上呼吸道感染、支氣管炎、肺炎等疾病都會使冠心病患者加重病情。冠心病患者如出現心絞痛，要絕對臥床休息，環境保持安靜，減少心肌的耗氧量，同時舌下可含服消心痛、硝酸甘油等擴張冠狀血管的藥物。

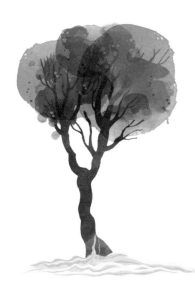

　　　　梅雪爭春未肯降，騷人擱筆費評章。
　　　　梅須遜雪三分白，雪卻輸梅一段香。
　　　　　　　　　　　　——宋·盧梅坡《雪梅》

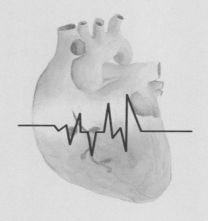

Part *1* 高血壓

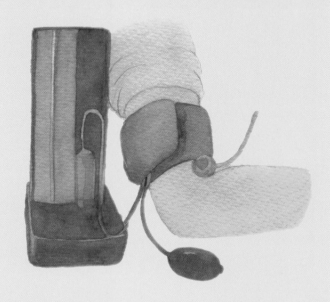

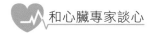

 什麼是高血壓？

　　血壓是血管中的血液對血管壁的側壓力。通常所說的血壓一般指的是動脈壓，即動脈管中血液對動脈壁的側壓力。血壓分為收縮壓（高壓）和舒張壓（低壓），血壓在24小時內是隨內外環境變化在一定範圍內波動的，正常成人的收縮壓在90～139mmHg，舒張壓在60～89mmHg。

　　高血壓是指以體循環動脈血壓（收縮壓和/或舒張壓）增高為主要特徵（收縮壓≥140mmHg，舒張壓≥90mmHg），可伴有心、腦、腎等器官的功能或器質性損害的臨床症候群。一般來說，在未用抗高血壓藥情況下，休息狀態下，收縮壓≥140mmHg，舒張壓≥90mmHg，在不同天內測量的三次血壓值都達以上標準，則診斷為高血壓。

　　根據血壓升高水準，又進一步將高血壓分為1級、2級和3級，如下表。

分類	收縮壓 /mmHg		舒張壓 /mmHg
正常血壓	120	和	80
正常高值	120 ～ 139	和 / 或	80 ～ 89
高血壓	≥ 140	和 / 或	≥ 90
1 級高血壓（輕度）	140 ～ 159	和 / 或	90 ～ 99
2 級高血壓（中度）	160 ～ 179	和 / 或	100 ～ 109
3 級高血壓（重度）	≥ 180	和 / 或	≥ 110
單純收縮期高血壓	≥ 140	和	90

當收縮壓和舒張壓分屬於不同級別時，以較高的分級為準。

生活中哪些因素會導致高血壓？

原發性高血壓是遺傳與環境因素共同作用的結果，父母有高血壓史者，其子女患高血壓的危險度增加。如父母均患高血壓，其子女的高血壓發生率可達46%；父母中一人患高血壓，子女高血壓發生率為28%；父母血壓正常，子女高血壓發生率僅為3%。

然而遺傳只是高血壓發病的因素之一，生活中還有一些與高血壓發病有關的因素：

①口味重。所謂口味重就是吃的鹹，吃的愈鹹，攝入的鈉就愈多。據統計，日均攝鹽量每增加1克，平均高壓上升2mmHg，低壓上升1.7mmHg。

②肥胖。血壓與身體重量之間、高血壓與肥胖之間顯著相關。據統計，減重10千克（10公斤）可使收縮壓下降5～20mmHg。

③吸菸與喝酒。據統計，吸菸者24小時的收縮壓和舒張壓均高於不吸菸者。據報導，少量飲酒對血壓無急性作用，但收縮壓、舒張壓與飲酒及飲酒量之間關係明顯成正比。

 高血壓能根治嗎？

不能。這是由高血壓的病理基礎決定的，高血壓最重要的病理變化發生在遍佈全身的小動脈。具體來說，就是小動脈因為各種原因普遍攣縮、管壁增厚、管腔狹窄、失去彈性，使血流通過時遭遇更大的阻力，正常的壓力無法讓血液正常通過這些小動脈時，血壓就高起來了。也就是說，高血壓引起的不是單純的一個部位的病變，而是多器官的病變。因此，治療高血壓的主要目的是最大程度地降低心腦血管併發症發生的死亡的總體危險，應在治療高血壓的同時，介入控制所有其他的可逆性的心血管危險因素。

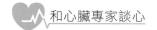

04　血壓高會有哪些異常的感覺？

大多數有症狀的高血壓患者會出現頭暈、頭疼，頭部緊箍感，有時候會伴隨眼睛酸脹等感覺，這是因為長期血壓升高導致血管彈性變差，管壁變硬，加上動脈粥狀硬化，若合併高血脂症，血黏度增高，更會影響血流通暢。

有些高血壓患者會出現流鼻血、眼球結膜出血或者拔牙後流血不止現象，這是由於小動脈壓力過大導致血管破裂造成。嚴重者可發生主動脈剝離和腦出血。有些患者還會出現視物模糊的情況，這是患者視盤水腫造成，出現這種情況需立即就醫。

還有些高血壓患者會有後頸僵硬感，有時會誤認為頸椎病。此外，遇事敏感、容易激動，經常心悸、失眠、注意力不集中、記憶力減退也應考慮血壓升高的可能。

但是，很多高血壓患者可能無任何症狀，這種情況被稱為無症狀高血壓。這種高血壓比有症狀的高血壓具有更大的潛在危險性。

05　如何挑選家用血壓計？

不少人都為家中的老人購買了家用血壓計，家用血壓計的選購是有講究的。常用的家用血壓計有水銀柱式血壓計、電子血壓計，這兩種血壓計各有利弊。

就血壓測量的準確性和可靠性來說，水銀柱式血壓計更有優勢，但其重量較重，攜帶不方便，操作繁瑣，普通人掌握測量方法有一定難度。

　　電子血壓計攜帶方便，操作簡單，有腕式和上臂式兩種，雖然所測的血壓值與實際值略有誤差，但可以滿足家用日常測血壓需要。其中，腕式血壓計攜帶方便；而上臂式血壓計袖帶壓迫的是上臂的肱動脈，量血壓的胳膊處能輕易做到與右心房平行（量血壓的標準姿勢），測出來的數值較準。

　　此外，電子血壓計最好選擇具有自動警示功能的，測量者血壓值過高或過低，血壓計會自動警告測量者。一般電子血壓計都具有記憶功能，這樣有利於血壓值的持續性監測。

 如何正確測量血壓？

　　人在情緒變動的時候血壓會有所變化，因此在情緒緊張和激動、劇烈運動和勞動之後不能馬上測血壓，應先放鬆休息5～10分鐘，等呼吸平穩後再測量。

　　使用上臂式血壓計測量時取坐或臥位，最好將上衣一側袖子脫掉，裸露上臂測量血壓。如果不方便脫掉也可以保留一層薄衣物，這樣不會對結果產生明顯影響。但不建議將上衣袖子挽起來測血壓，因為如果挽起的衣袖包裹上臂太緊，可能影響血壓測量結果。

　　充氣袖帶的位置應與心臟的高度在同一水平上，袖帶膠管的末端（內置感測器）應放在肱動脈的搏動點上，袖帶的下緣距離肘窩2～3釐米；袖帶卷紮的鬆緊以剛好插入一隻手指為宜，袖帶過緊，會使血液流動不暢，袖帶過鬆，會使搏動不能徹底傳遞到袖帶。

　　使用腕式血壓計測量時，將手伸直，掌心向上。在離手掌心1釐米處，將血壓計戴上，顯示幕向上，扣上腕帶，鬆緊度以感覺舒適為主，前臂貼近於胸前放置，使腕帶與心臟平齊，右手輕托左胳膊肘。

　　另外，測量血壓的時間建議為每天早晚，每次測2～3次，取平均值。

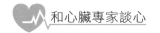

　為什麼一天當中測得的血壓時高時低？

　　受人體生理時鐘（Biological clock）控制，人體血壓在24小時內是不斷變化的。即便是血壓正常的人，血壓水準也會呈現出較為明顯的晝夜節律，也就是醫學上說的血壓「兩峰一谷」。

　　「兩峰一谷」指的是清晨清醒和起床後，從睡眠狀態轉為清醒並開始活動時，血壓會從相對較低的水準在短時間內迅速上升到較高水準，上午六點到十點，血壓明顯上升，呈一高峰，然後下降。下午四點到六點，血壓從低谷再次升至一個高峰。夜間兩點到三點是一個低谷，血壓最低，如此循環。

　　生理情況下，覺醒時的收縮壓和舒張壓通常會比睡眠時增加10%～20%，如果上升幅度過大，則屬於病理狀態，對人體有害，就應引起重視。

　血壓的高壓和低壓差多少算正常？

　　血壓的高壓與低壓之差，醫學上稱為脈壓差。正常情況下，人體的血壓脈壓差一般為30～50mmHg，脈壓差過大或過小都是不正常的。脈壓差小於30mmHg多見於外周阻力升高、小動脈痙攣等情況下；脈壓差過大則主要見於動脈硬化的老年人，他們往往會表現為單純的收縮期高血壓。值得注意的是，隨著年齡的增大，收縮壓會愈來愈高，而舒張壓會隨著血管的硬化逐漸降低，形成舒張壓不超過90mmHg的高血壓。換句話說，壓差增大同時也是動脈硬化的標誌。

低壓和高壓只有一個指數高是不是高血壓？

　　在高血壓的診斷標準中，無論是收縮壓還是舒張壓，只要其中之一高於正常標準即可診斷為高血壓。如果收縮壓≥140mmHg和舒張壓＜90mmHg單列為單純性收縮期高血壓；如果收縮壓＜140mmHg和舒張壓≥90mmHg單列為單純性舒張期高血壓。所以，低壓和高壓只有一個指數高屬於高血壓。

 預防高血壓的飲食習慣有哪些？

　　高血壓與飲食的關係比較密切，高鹽、高熱量、高脂肪、高膽固醇、低鈣低鎂的飲食可致血壓升高。在日常生活中，健康的飲食習慣如下：

① 避免攝入飽和脂肪酸和反式脂肪酸。富含飽和脂肪的食品有雞皮、全脂乳製品、紅肉和牛油等。反式脂肪主要存在於精緻加工的包裝食品中，也要盡可能避免。

② 不要喝含咖啡因的飲料。對於高血壓和前期高血壓患者，如果一大早喝咖啡可能會引起血壓的暫時升高，任何含咖啡因飲料都會導致血壓上升。

③ 少吃甜食。攝入過多甜食會增加體重，導致肥胖，也容易引起血壓升高。

④ 少吃鈉鹽。鈉離子進入人體後會使血管容量增加，血管平滑肌的鈉水含量增加使血管阻力增加而使血壓升高。每人每餐放鹽不超過2g（即一個2g的標準鹽勺）；每人每天攝入鹽不超過6g（普通啤酒瓶蓋取膠墊後一瓶蓋相當於6g）。儘量避免或減少進食含高鈉鹽的榨菜、鹹菜、醃菜、醃肉、鹹魚等傳統醃製品以及調味品如黃醬、辣醬等。

⑤多吃含鉀的食物。富含鉀的食物進入人體可以對抗鈉所引起的升壓和血管損傷作用，這類食物包括豆類、冬菇、杏仁、核桃、花生、馬鈴薯、竹筍、瘦肉、魚、禽肉類，莧菜、油菜、香蕉、棗、桃、橘子等。

11 哪些職業容易引發高血壓？

　　職業與高血壓的發生有一定的關聯。相對來説，工作中常輪班或值夜班、超時工作，長期從事需要高度集中注意力的工作，長期精神緊張，長期受環境雜訊刺激的人患高血壓的機率較高。主要職業人群有教師、醫護人員、律師、新聞工作者、廚師、司機等。

　　北京地區調查發現，中學教師高血壓患病率為30.5%，男性與女性患病率分別為34.1%和24.9%。腦力勞動較多、工作緊張、心理壓力大等是導致教師高血壓的相關因素。

　　醫護人員工作強度大、責任重、經常值夜班、飲食睡眠不規律，多處於超負荷工作狀態，晉升機制和學術追求也使得醫護人員長期面臨較大的科學研究壓力。2010年北京某三甲醫院健康體檢發現，醫務人員高血壓患病率為31.2%，高血脂症患病率和超重/肥胖率分別為53.1%和50.1%。

　　2012年紹興市調查發現，計程車司機高血壓患病率高達45.3%。

　　精神源學説認為，在外因刺激下，人體出現較長期或反復較明顯的精神緊張、焦慮、煩躁等情緒變化時，大腦皮層興奮抑制平衡失調，導致交感神經末梢釋放兒茶酚胺增加（主要是去甲基腎上腺素和腎上腺素），從而使小動脈收縮，周圍血管阻力上升，血壓增高。

　　所以從事上述工作的人，應注意生理及心理上的適當調整和合理休息，適當通過脫離緊張的工作環境，降低引發高血壓的風險。

哪些因素易導致患高血壓？

① 性別。男女高血壓病發病率有一定差異，但男女兩性的收縮壓和舒張壓都隨著年齡的增長而遞增。兩性的血壓變化，一開始男性的發病率高於女性，女性45歲以後血壓升高稍快，尤其收縮壓在更年期上升較明顯。

② 超重和肥胖。超重和肥胖是高血壓的高危險因素。一般根據身體質量指數（Body Mass Index, BMI）判斷超重和肥胖。身體質量指數=體重（kg）／[身高(m)]^2。世界衛生組織規定身體質量指數≥25且＜30為超重，身體質量指數≥30為肥胖。我國規定身體質量指數≥24且＜27為超重，身體質量指數≥27為肥胖。

研究發現高血壓的發病不僅與身體總脂肪有關，且與脂肪分佈密切相關，腹部脂肪蓄積與高血壓的關係更為密切。男性腰圍≥90cm、女性腰圍≥80cm，即為肥胖。

③ 飲酒、吸菸。大量飲酒不但會升高血壓且會抵抗降壓藥的作用。男性每日飲酒不應超過30mg（約1兩白酒），女性應不超過20mg。菸草中含有的尼古丁會刺激管理血管收縮的中樞神經和交感神經，而使小動脈收縮，導致血壓升高。

④ 性格。人在情緒改變時，大腦皮質和下視丘興奮性增高，體內常產生一些升高血壓的物質，如腎上腺素、兒茶酚胺、血管緊張素等，這些物質會使血管痙攣，血壓增高。個性過強，易激動，刻板固執，多疑多慮的人，均可引起體內代謝失調，甚至罹患高血壓。

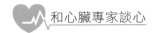

睡眠品質差會引發高血壓嗎？

　　睡眠與罹患高血壓病的風險呈正相關。睡眠不足和睡眠品質差的人高血壓患病率高。研究發現，年齡在32～86歲之間，平均每晚睡眠不足6小時的人罹患高血壓的機率比睡眠充足的人高一倍多。睡眠品質不好的人經常在睡眠時出現短時間的清醒，交感神經系統保持興奮，這就使得他們睡眠時的血壓仍然保持清醒時的較高水準。

　　此外，近年來，睡眠呼吸中止症候群（打鼾）與高血壓的關係也引起了人們的關注。研究顯示，睡眠中「打鼾」的人群，尤其是女性，患高血壓病的風險大。睡眠呼吸中止症候群患者在睡眠中因反復出現呼吸暫停，導致間歇性低氧、高碳酸血症，刺激中樞和心血管化學感受器，引起一系列變化導致夜間反復的短暫性血壓增高，這種反復的血壓增高最終可能導致血管結構改變，而導致持續性高血壓。

什麼是原發性高血壓？

　　高血壓可分為原發性高血壓及繼發性高血壓兩類。在絕大多數患者中，高血壓的病因不明，稱之為原發性高血壓，占總高血壓患者的95%以上，目前認為其發病由環境和遺傳因素共同作用所致。

　　原發性高血壓通常起病緩慢，早期常無症狀，也可出現頭痛、眩暈、氣急、疲勞、心悸、耳鳴等症狀，但並不一定與血壓水準相關。高血壓病後期的臨床表現常與心、腦、腎功能不全或器官併發症有關。

⒖ 什麼是繼發性高血壓？

　　繼發性高血壓，顧名思義是指由其他疾病或明確原因引發的高血壓，此類高血壓占所有高血壓病的5%。年輕的高血壓患者大部分屬於繼發性高血壓，其中腎臟疾病引起的高血壓是繼發性高血壓中最常見的類型，其主要表現症狀為血壓波動明顯，血壓增高時伴有頭痛、頭暈、出汗等症狀。

　　繼發性高血壓發病原因主要有以下幾種：

① 腎臟病變，如急慢性腎小球腎炎、腎盂腎炎、腎動脈狹窄等。

② 大血管病變，如大血管畸形（先天性主動脈狹窄）、多發性大動脈炎等。

③ 妊娠高血壓症候群，多發生於妊娠晚期，嚴重時要終止妊娠。

④ 內分泌性病變，如嗜鉻細胞瘤、原發性高醛固酮症等。

⑤ 腦部疾患，如腦瘤、腦部創傷等。

⑥ 藥源性因素，如長期口服避孕藥、器官移植後長期應用激素等。

⒗ 在治療上，原發性高血壓和繼發性高血壓有區別嗎？

　　原發性高血壓比較常見，無明確病因。繼發性高血壓也被稱為症狀性高血壓，也就是說患者的高血壓是由之前患有的其他疾病導致的。

　　原發性高血壓患者的治療方法主要是最大限度地降低心血管事件導致的死亡和病殘的總危險，所以這部分的患者除服用降壓藥以外，應從生活方式上進行調整，如戒菸限酒，少吃高鹽、高膽固醇飲食。

　　繼發性高血壓患者的治療方法與原發性高血壓患者不同，繼發性高血壓患者發生心血管病、腦中風、蛋白尿及腎功能不全的危險性往往更高。繼發性高血壓的治療應及時確認病因並積極針對病因進行治療，病因得以控制後高血壓往往也能控制，並能大大降低因高血壓及併發症造成的高致死及致殘率。

 高血壓患者為什麼要控制血壓？

　　長期的高血壓會引起全身小動脈病變，表現為小動脈中層平滑肌細胞增殖和纖維化，管壁增厚和管腔狹窄，導致重要器官心、腦、腎組織缺血，因此一定要控制血壓。高血壓危害如下：

① 對心臟的損害。長期的高血壓使冠狀動脈發生粥狀硬化，冠狀動脈狹窄，使心肌供血減少，導致冠心病。同時，由於血壓長期升高，增加了左心室的負擔，左心室因代償而逐漸肥厚、擴張，形成了高血壓性心臟病，最終可導致心臟衰竭。

② 對大腦的損害。長期的高血壓會影響腦動脈血管，使腦血管發生缺血、變性和硬化及腦動脈瘤形成，從而發生腦血栓和腦出血。

③ 對腎臟的損害。長期持續的高血壓使腎小球壓力升高，腎小球纖維化、萎縮，以及腎動脈硬化，因腎實質缺血和腎元不斷減少，最終導致腎功能衰竭。

④ 對視網膜的損害。血壓長時間增高，視網膜動脈出現硬化，動脈變細，動靜脈出現交叉；視網膜可見出血、滲出，嚴重者視盤水腫。這些滲出物質可沉積於視網膜，眼底出現放射狀蠟樣小黃點，可引起視覺障礙。

得了高血壓必須吃藥控制血壓嗎？

　　高血壓治療中，最重要的是將血壓控制在正常範圍內。

　　高血壓的形成是一個漫長的過程，涉及人體多器官、多系統循序漸進的病理生理變化。一般說來，患上高血壓與生活節奏加快、營養過剩、運動量太少有關，得了高血壓首先要去除所有可以引起血壓升高的因素，積極尋找高血壓的病因或誘因，如有明確的腎臟、腎上腺疾病，需積極手術等去除病因，並且積極控制誘因：注意勞逸結合，避免過度勞累；低鹽、低脂、低熱量飲食，適當進食含胡蘿蔔素高、鈣高的食物；適當運動；降低體重；保持心情舒暢等。在採取了生活調整措施之後，如果血壓仍然高於140/90mmHg，並且出現了心臟、腎臟、大腦等器官受損的情況，就意味著發生心腦血管意外的風險增大，為了降低風險，必須用藥積極控制血壓。

　　對高血壓患者應該以控制血壓為前提，長期規範用藥，同時監測血壓，定期門診複診。

 為什麼應該更加警惕晨起的血壓升高？

　　人體的血壓每天都在有規律地波動，其規律波動可表現為清晨睡醒後血壓很快升到最高，然後開始逐漸降低；到黃昏時分又稍有升高，接著再緩慢下降，凌晨2～3點時降到全天血壓的最低值。如此周而復始。

　　一天當中血壓有兩個高峰值，一是在清晨，二是在傍晚，而晨起時血壓值最高。高血壓患者在這兩個時間血壓升高會更加明顯，所以高血壓引起的心腦血管症狀多在清晨出現，也就是說晨起血壓升高更危險。

　　高血壓患者應注意自己是否有晨起血壓急劇上升（升高＞50mmHg）的晨峰現象。如果有，就必須服用有效的長效降壓藥物，控制晨起血壓，使血壓在清晨起床後不出現高峰。另外，即便晨起時血壓升高幅度＜

50mmHg，但只要血壓大於140/90mmHg，也應該通過降壓藥物使清晨血壓降至140/90mmHg以下，以防對心腦血管造成損傷。

20 血壓是不是降得愈低愈好？

除了高血壓急症外，降壓治療應緩慢進行，不能求之過急，持續、平穩降壓才是正確的降壓原則，血壓降低達標通常需4～12周。同時，血壓也並非降得愈低愈好，因為血壓過低會導致腦血流灌注不足，增加腦缺血的風險，降到130/80mmHg左右比較合適。高血壓患者舒張壓降到60～70mmHg，也存在一定風險。

但不同的高血壓患者降的標準也有不同。普通高血壓患者血壓要低於140/90mmHg，糖尿病、腎臟病等高危險患者要低於130/80mmHg，如果在60歲以上，血壓不能低於110/70mmHg。如果年紀小，有腎小球腎炎和高血壓，可以降到110/65mmHg。如果高血壓伴有大量尿蛋白，血壓最好降低到120/70mmHg。腦血管疾病和冠心病患者要低於130/80mmHg。

發生過腦中風的高血壓患者白天血壓較高，到了晚上，有可能出現血壓急降。這個時候如果仍然服用降壓藥，就可能誘發中風的再次發作。所以，這類患者應該做24小時的動態血壓監測，睡眠時候的血壓不可以低於100/60mmHg。

21 高血壓患者為什麼需要化驗血液？

高血壓通常會導致腎臟、心臟等的改變，高血壓藥物則可能會引起肝臟功能的改變，因此高血壓患者需要驗血檢查以下項目：血液常規、血液生化、肝腎功能、心肌酶。

　　在血液常規這一項中，如果檢查結果中出現貧血、血尿、蛋白質等，應考慮為腎性高血壓，或者高血壓病導致了嚴重的腎功能損傷。

　　在血液生化這一項中，可以看出血鉀、血鈉、肝腎功能、血糖、血脂等情況，如果檢查結果顯示血鉀低則有繼發性高血壓的可能。肝腎功能的檢查有利於醫生根據患者的情況選擇降壓藥物，血糖、血脂的檢測可以了解有沒有心腦血管疾病的其他危險因素。

　　心肌酶可以判斷出是否存在有心肌的損傷，因為心肌酶是一種心肌細胞中的酶類，平時在血液中的量是很低的，如果有心肌的損傷，心肌酶就會溢出到血液中，從而出現明顯的增高現象。

 高血壓患者為什麼需要拍胸部 X 光片？

　　胸部X光檢查可以呈現出心臟的一個最基本的形態，比如心臟的位置、大小、形狀、形態以及是否有胸腔積液、是否有肺部病變、是否有縱膈的病變，這些都可以通過胸部X光片體現出來。高血壓的胸部X光片和正常人的胸部X光片是不一樣的。如果患者有高血壓，那麼就需要定期拍胸部X光片來複檢，因為一旦發現左心室、左心房明顯擴大，心尖向左下移位等，則表示病變加重，有可能發展為「高心病」（高血壓性心臟病）。如果胸部X光片見到肺瘀血現象，那就要多加注意了，這代表患者的病情加重，稍有疏忽往往會出現心臟衰竭的危險。

 高血壓患者為什麼需要做心電圖？

　　血壓高會引起心臟的後負荷＊增加，長期反復的後負荷增加，會導致心肌肥大、心肌勞損。高血壓對心臟的影響可在心電圖上表現出來，因而高

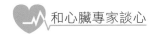

血壓患者需要做心電圖檢查。

左心室肥大及左心室高電壓是高血壓患者最常見的心電圖改變。肥厚的心肌纖維化損傷了左束支的前分支以及心臟轉位可引起心電軸改變，還有心肌的損傷、左心房負擔加重以及各種心律失常都可以從心電圖上體現出來。也就是説一旦高血壓患者出現明顯的心電圖異常，説明心臟已受到明顯損害，需引起重視。

＊編按：後負荷是指心肌收縮之後，血液流出心室時所遭遇的阻力或壓力。

 高血壓患者為什麼需要做心臟彩色超音波？

高血壓早期心臟改變為左心房增大，隨著病情發展，長期高血壓可致使心肌纖維增粗肥大，發生心肌重塑，形成左心室肥厚，從而影響心臟功能，發生心律失常，嚴重者發生猝死。因此早期診斷高血壓，積極用藥控制血壓，早期發現有無心臟改變，予以抗心肌重塑治療，阻止病情發展，對預防高血壓有重要意義。

心臟彩色超音波的檢查比心電圖能更快地發現高血壓患者的心臟改變。當血壓升高時，心臟的後負荷增加，其左心室填充壓升高，左心房的後負荷增加，較長時間的高後負荷，將導致左心房擴大。在長期高血壓的作用下，左心室發生心肌重塑，致使左心室肥厚。在心臟彩色超音波的檢查中，不僅能了解心房增大，還能了解心臟舒張期和收縮期的功能狀態。

 高血壓患者為什麼需要定期檢查眼底？

在高血壓病的早期，僅有全身細、小動脈痙攣，無明顯的病理形態學改變。初期高血壓患者血壓急驟升高時，視網膜動脈會發生暫時性痙攣，

表現為短暫性視物模糊，當血壓正常後，視物又重新變得清楚。若血壓持續不降，痙攣長期不緩解，就會發展為眼底動脈硬化，管腔狹窄，眼底出血等改變，嚴重者可致失明。

具體來說，高血壓早期尚未出現腦、心、腎器質性損傷時，眼底正常或僅見視網膜動脈痙攣，動脈變細；當高血壓病伴有輕度心、腦、腎器質性損傷時，眼底檢查可見視網膜動脈硬化，呈銀絲狀，有動靜脈交叉壓迫現象；當高血壓病伴有中度以上腦、心、腎器質性損傷時，眼底檢查可見視網膜動脈有出血及滲出物，甚至視神經乳頭水腫。由此可見，眼底動脈的狀態如何，基本上反映了全身動脈的情況，對於了解高血壓病患者的病情極為重要，對指導治療也是非常重要的。因而，高血壓患者需要定期檢查眼底。

 高血壓患者為什麼還需要做尿液常規檢查？

高血壓會引起小血管病變，當腎臟病變的時候，蛋白會大量進入尿液，被尿液檢查捕捉到，從而表現出尿液的異常。因此尿液檢查成為腎臟疾病及高血壓腎臟損害最方便有效的篩查方法。

高血壓患者初診要檢查尿液，確診後每半年要進行尿液常規檢查。5年以上的高血壓者，或合併有糖尿病者，初診應進行尿液微量蛋白檢查，正常者以後每半年檢查一次，不正常者應三個月檢查一次。

檢查時應當重點注意以下指數：

① 紅血球。增高可以見於腎炎、IgA腎臟病，月經期經血污染尿液，腎臟與泌尿系腫瘤等造成血管破壞。

② 白血球。增高可以見於泌尿系的感染，包括腎盂腎炎與膀胱炎，前列腺炎較少影響到腎臟功能。

③ 蛋白尿。可以見於腎炎、腎臟病症候群。微量蛋白尿是早期腎損害的主要表現之一。

④尿糖。陽性表現可能是腎糖閾＊降低或有糖尿病。

＊編按：腎臟葡萄糖閾值，腎小管再吸收葡萄糖的極限值。

 ## 什麼情況下需要做 24 小時動態血壓測定？

　　24小時動態血壓就是使用動態血壓監測儀器測定一個人晝夜24小時內，每間隔一定時間內的血壓值。與常規血壓相比，24小時動態血壓去除了測量血壓的偶然性，避免了情緒、運動、進食、吸菸、飲酒等因素影響血壓，可以獲知更多的血壓數據，能實際反映血壓在全天內的變化規律，能較為客觀真實地反映血壓情況。

　　24小時動態血壓可以協助診斷早期高血壓，協助鑑別高血壓的類型；指導合理用藥，更好地預防心腦血管併發症的發生，預測高血壓的併發症和死亡的發生和發展。

　　下述人群建議進行24小時動態血壓測定：正在應用藥物治療的高血壓患者；近期血壓控制不佳或波動過大者；首次診斷為高血壓的患者；偶測血壓升高，需要知道到底有沒有高血壓病的患者；不明原因頭疼，需要判定有沒有隱性高血壓的患者；見到大夫就心悸，屬於假性高血壓的「白袍高血壓」患者；老年高血壓；血壓波動過大、用藥困難的患者。

 ## 已經出現心臟病了，控制血壓還有用嗎？

　　高血壓患者已經出現心臟病了，說明血壓對心臟的損害已經表現出來了，這時候仍然需要繼續控制血壓。因為，高血壓病損傷的不僅僅是心臟，還包括腎臟、顱腦、眼底、大動脈。如果出現了心臟病，血壓仍然很高，而自暴自棄地停用降壓藥物，可能會出現更為嚴重的併發症，如尿毒

症、偏癱*、失明等情況，甚至是失去生命的代價。

另外，心臟病的治療，除了抗栓、穩定斑塊、改善冠狀動脈供血外，最主要的治療是祛除病因及誘因。長期血壓波動，是誘發反復心絞痛甚至心臟衰竭發作的主要原因，因此控制血壓是冠心病二級預防**的重要問題。

當然如果出現嚴重心臟病變，比如心肌收縮力下降出現血壓偏低，此時應用降壓藥物就不是必須的了，甚至是有所禁忌的。需要在醫師指導下調整藥物。

總的來說，已經出現心臟病了，控制血壓還是有用的，只有充分理解用藥的必要性，才能有利於疾病的預後及轉歸。

＊編按：又稱「半身不遂」，身體一側麻痺癱瘓。
＊＊編按：指針對已確診的冠心病患者做藥物或非藥物控制，以防病情加重或復發。

㉙ 出現腦血管病了，血壓需控制在多少才合適？需要注意什麼？

出現腦血管疾病了，血壓控制要根據腦血管病的性質及分期而定。如果是急性期，腦梗塞患者血壓＞220/120mmHg、溶栓前血壓＞180/105mmHg、腦出血患者血壓＞200/110mmHg時需要降壓治療，如血壓未達到上述水準，可密切觀察血壓而不必急於降壓治療。出現腦中風後在患者可以耐受的情況下，最好將腦中風或短暫腦缺血發作患者的血壓降至140/90mmHg以下。

總體來說腦血管病患者應遵循以下降壓原則：

① 積極平穩地控制過高的血壓。

② 防止降壓過低、過快。

③ 嚴密監測血壓變化，尤其在降壓治療過程中。

④ 降血壓宜緩慢進行，因為患者的血壓自動調節功能差，急劇大幅降血壓則易造成腦缺血。

⑤ 降壓治療要個體化，因為個人敏感度不同以及合併不同的疾病。

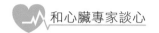

⑥維持血壓的平穩性，一般主張應用長效藥物平穩降壓。

⑦降壓的同時注意保護目標器官，尤其是心、腦、腎。

⑧長期降壓治療應在腦梗塞情況穩定後（即發病4周後）開始。

 ## 高血壓有哪些併發症？

高血壓的併發症較多，且大多發病急驟，病情兇險，若不及時有效降壓可大大增加心腦血管疾病的發生率和死亡率。在高血壓的各種併發症中，以心、腦、腎的損害最為顯著。

①高血壓心臟病。高血壓導致心臟肥厚和擴大，稱為高血壓心臟病，可伴發心律失常、心臟衰竭。

②冠心病。長期的高血壓可促進冠狀動脈粥狀硬化，使血管腔狹窄或阻塞，導致心肌缺血缺氧或壞死而引起冠心病。

③高血壓性腦病變。由於血壓過高突破了腦血流自動調節範圍，腦組織血流灌注過多引起腦水腫，臨床表現為頭痛、嘔吐、意識障礙、甚至昏迷、抽搐。

④腦血管疾病。包括短暫性腦缺血發作、腦梗塞、腦出血。

⑤高血壓危象。因緊張、疲勞、寒冷、突然停服降壓藥等誘因，小動脈發生強烈痙攣，血壓急劇上升所致。臨床表現為頭痛、煩躁、眩暈、噁心、嘔吐、心悸、氣急及視力模糊等症狀。

⑥慢性腎功能衰竭。高血壓與腎臟損害可相互影響，形成惡性循環。一方面，高血壓引起腎臟損害；另一方面腎臟損害加重高血壓病。

血壓忽高忽低怎麼辦？

對於不穩定的血壓，要積極尋找原因，並針對性地進行調養，特別是年齡較大的患者，切忌血壓忽高忽低，否則容易導致腦血管的損傷，甚至造成腦出血、腦梗塞等併發症。

血壓不穩的原因可能見於下列情況，要根據具體原因對待。

① 自測血壓有誤差。如果屬這種情況，應請醫師給予指導和糾正。

② 生活不規律。如過度飲酒、吸菸、過勞、熬夜、缺乏運動以及攝鹽過多等。應加強綜合治理措施，如預防便秘、適當運動、適當休息、消除過度緊張等。

③ 情緒波動。血壓與情緒有關，因此，患者應調整情緒，保持平和的心態。

④ 用藥不規範。如服藥不按時、按量，時服時停，或者當血壓控制好就停藥，應予糾正。正確的做法是定時定量服藥，血壓降至滿意的水準後，改為維持劑量繼續治療。

⑤ 忽視綜合治療。部分患者單單只追求「降壓良藥」，或者僅僅依賴降壓藥物，而不注意運動和飲食等綜合性治療措施。此類情況，應加強飲食與運動治療措施。

⑥ 繼發性高血壓。某些繼發性高血壓可導致血壓難以控制和大起大落，特別是中青年患者，一旦發現降壓效果不滿意，血壓忽高忽低或者居高不下，應及時做進一步的詳細檢查，尋找原發病灶，以便達到根除高血壓的目的。

⑦ 目標器官受損。由於血壓長期得不到滿意的控制，可造成腎動脈硬化、腎組織缺血，腎臟病變又會加重高血壓，如此惡性循環使血壓得不到滿意控制。因此，應定期檢測腎功能和保護腎臟免遭損害。在有效、持久降壓治療的同時還要注意藥物對腎臟的不良反應。

(32) 得了高血壓該吃什麼藥？

　　治療高血壓的常用藥物較多，具體可分為以下幾類：利尿劑、β受體阻滯劑（乙型交感神經阻斷劑）、鈣離子拮抗劑（鈣離子通道阻斷劑）、血管緊張素轉化酶抑制劑（ACEI）、血管緊張素 II 受體拮抗劑。

　　降壓藥的使用應注重個體化治療的原則。不能一概而論，哪種藥物效果好。醫師會根據病情逐漸調整，找到一種合理的治療方案，既要達到有效的降壓目的，又要盡可能減少藥物的不良反應。

　　利尿劑常見的不良反應是升高血糖、尿酸和低密度脂蛋白。所以，糖尿病、痛風和高血脂症的患者慎用。

　　β受體阻滯劑對高血壓合併有心絞痛、心搏過速、和心肌梗塞的患者是首選。對心臟衰竭、哮喘、糖尿病、房室傳導阻滯和心搏過緩的患者慎用。

　　鈣離子拮抗劑對腎臟功能無損害，但它們都有不同程度的抑制心臟收縮的作用，不宜用於心臟衰竭患者，但是氨氯地平（Amlodipine，絡活喜）除外。

　　維拉帕米（Verapamil，異搏定）和地爾硫卓（Diltiazem，硫氮卓酮）有減慢心率、抑制房室傳導和引起便秘的作用，所以，不宜用於心搏過緩、房室傳導阻滯和便秘者。硝苯地平（Nifedipine，二氫吡啶類）有增加心率的作用，可以與β受體阻滯劑合用。

　　血管緊張素轉化酶抑制劑（ACEI）對腎臟有保護作用，適用於高血壓合併糖尿病及輕中度腎功能不良者，但對重度腎功能不良者不宜使用。ACEI的不良反應主要是升高血鉀和導致乾咳，所以，不宜與保鉀利尿劑如安體舒通（Spironolactone成份利尿劑）和氨苯蝶啶（Triamterene）合用。

　　血管緊張素 II 受體拮抗劑（ARB）對於高血壓、無症狀性左心室收縮功能異常、慢性心臟衰竭以及心肌梗塞後的患者，都有降低病殘率和死亡率的確切療效，它也沒有ACEI引起的乾咳的副作用。因此已經成為治療這些疾病的首選或一線藥物。

降壓藥	推薦人群	不適宜人群	常見藥名
利尿劑	沒有合併症的高血壓患者	糖尿病、高血脂症痛風患者和妊娠婦女	氫氯噻嗪、吲達帕胺（Indapamide）
β 受體阻滯劑	同時合併冠心病心絞痛或有心肌梗塞病史的患者，心跳較快者	急性心臟衰竭患者、支氣管哮喘患者、心率低於 50 次 / 分鐘等患者	美托洛爾、阿替洛爾、普萘洛爾
鈣離子拮抗劑	合併心絞痛、高血脂症、糖尿病、腎功能肝功能不良患者、患腦血管或痛風患者	患過心肌梗塞的患者、心臟衰竭者用藥前基礎心率較快者或其他原因導致心律過快的心律失常患者	維拉帕米、氨氯地平、硝苯地平、苯磺酸氨氯地平（壓氏達）
血管緊張素轉化酶抑制劑和血管緊張素 II 受體拮抗劑	動脈粥狀硬化患者、有蛋白尿的糖尿病患者、患心、腎病中的一種或同時患其中一種以上疾病的患者	妊娠婦女、高血鉀患者、雙腎動脈狹窄患者	卡托普利、依那普利、氯沙坦、纈沙坦（穗悅）、奧美沙坦酯氫氯噻嗪（複傲坦）

�33 Q 血壓降到正常了，還需要繼續吃藥嗎？

　　有些高血壓病患者在用降壓藥一個階段後，測量血壓已經降到正常，就自行停藥，這種做法是不恰當的，往往停藥一段時間再來複診時，會發現血壓比以前更高並且更難控制了。這是因為大部分高血壓患者屬於原發性高血壓，就是原因未明的高血壓，目前尚無任何辦法和藥物能從根本上治癒原發性高血壓。血壓降到正常，只能說明藥物起效了，不能說明高血壓已被治癒，貿然停藥，血壓會反彈，難於控制。高血壓患者通常需要終身堅持服藥。血壓穩定正常以後，有時在嚴密監測下可以謹慎地小量減藥，但不宜停藥。

　　降壓藥物發揮作用都要有一定的時間，也就是說達到最佳降壓效果需要一定的時間，切忌「三天打魚，兩天曬網」。降壓藥吃吃停停，會人為造成血壓降低—升高—再降低—再升高，這樣的血壓波動對人體危害很大，會引起心、腦、腎的嚴重併發症。並且停藥後再用同樣的藥物，不會立刻達到藥物的有效濃度，患者就會發現效果不如從前。因此即便血壓控制到理想水準，仍應繼續服藥，防止血壓波動，誘發其他疾病。

34 降壓藥什麼時間吃最好？

　　降壓藥早上服還是晚上服，飯前服還是飯後服？是高血壓患者經常詢問的話題。降壓藥物服用時間首先看藥物的作用維持時間。如果是長效降壓藥，一天服用一次即可，一般情況下如果一天一次的話，應該在早上起床後半小時服用，不用限制是飯前還是飯後。並且如果沒有胃病，建議最好在進食前20分鐘以上服用。如果是每天服用兩次，第一次用藥在早上起床後半小時以內，第二次可以在下午4～6點服用。

　　其次，要看血壓波動的特點。通常血壓波動呈白天高，晚上低的勺形曲線，白天血壓有兩個高峰階段，一個是上午6～10點，一個是下午4～6點，這部分患者如果服用長效的藥物，早上服用一次就可以了。但也有少數患者出現日夜差異消失的曲線，甚至出現晚上高白天低的反勺形曲線，這部分患者除了早上服用一次降壓藥物以外，晚上應加一次降壓藥物，以處理夜間血壓增高，避免目標器官損害。

　　最後，要看藥物的作用特點。比如利尿劑應在早上一次服藥，避免晚上服用，造成夜尿次數增加，影響睡眠。

別人覺得效果好的降壓藥，我能吃嗎？

俗話說，得什麼樣的病，吃什麼樣的藥，就是講用藥一定要對因、對症。別人用得好的降壓藥，不一定對自己適合。

降壓藥的選藥原則是根據患者血壓的特點，比如血壓的分級，是否合併左心室肥厚、頸動脈內膜增厚、微量蛋白尿等目標器官損害，是否合併心絞痛、心肌梗塞、腦中風、腎功能不全、糖尿病等其他疾病，綜合評估來選擇。

例如老年患者，動脈硬化程度高，以收縮壓升高為主，脈壓差大，最好選用苯磺酸氨氯地平、非洛地平等為代表的鈣離子拮抗劑。而年輕患者血管彈性好，合併高血壓以舒張壓升高為主，脈壓差小，如心率偏快，可以選β受體阻滯劑，如心率不快，可首選血管緊張素轉換酶抑制劑或者血管緊張素受體拮抗劑。如果一個心率偏慢的老年患者聽從朋友的建議用了β受體阻滯劑，有可能會出現心率緩慢、頭暈加重等症狀。

另外，每個人除了高血壓外，是否有併發症和合併症的情況也不一樣，比如高血壓合併腦血管疾病與合併糖尿病的藥物選擇就不一樣。因此，高血壓患者用藥一般需在醫師指導下，根據自身情況，合理用藥。

 為什麼每次要吃多種降壓藥？

每次吃多種降壓藥即聯合應用降壓藥物，已成為降壓治療的基本方法。許多高血壓患者，為了達到目標血壓水準都需要應用兩種及以上降壓藥。2級高血壓以及伴有多種危險因素、目標器官損害或臨床疾患的高危險群，往往初始治療即需要應用兩種小劑量降壓藥物，如仍不能達到目標水準，可在原藥基礎上加量或可能需要3種，甚至4種以上降壓藥物。

　　當兩種及以上的藥物聯合使用時，可以對降壓起到互補的作用，因此，具有相加的降壓，並可互相抵消或減輕不良反應。例如，在應用ACEI或ARB基礎上加用小劑量噻嗪（Thiazines）類利尿劑，降壓效果可以達到甚至超過將原有的ACEI或ARB劑量翻倍的降壓幅度。同樣的，加用二氫吡啶（Diludine）類鈣離子拮抗劑也有相似效果。具體用藥需要根據患者自身情況和耐受性及個人意願或長期承受能力，選擇適合患者的降壓藥物。

 為什麼別人是早晨吃降壓藥，而我是晚上吃？

　　人在夜間進入睡眠後，全身處於放鬆狀態，血壓會逐漸下降，一般夜間比白天平均要下降10%～20%左右。此外，進入睡眠後，血流速度開始減慢，心、腦、腎等目標器官血流量減少，有時還易形成血栓，對於有動脈內膜損傷的患者來說更易形成。所以一般情況下不建議高血壓患者睡前服降壓藥。

　　但是臨床發現，有些高血壓患者這種夜間血壓下降的現象消失，甚至夜間血壓高於白天，還有的患者有晨起血壓急劇上升的晨峰現象，對於這部分患者可以在白天服用降壓藥物的同時，睡前增加一次降壓藥物。

　　這也就是高血壓用藥的個體化差異的表現，也就是說早上吃藥還是晚上吃藥完全依據患者的自身情況來決定，應聽從醫囑。

Q38 可以自己更換降壓藥嗎？

　　高血壓患者在服用降壓藥物的過程中可能會擔心：長期服一種藥物會不會不管用了？同種降壓藥服用一段時間後是不是需要加大劑量才能達到理想降壓效果？一種藥物用久了，藥物的不良反應會不會對人損害很大？因此，

部分患者就開始頻繁更換降壓藥，甚至輕信他人言擅自更換藥物。這些都是不可取的，要想調整降壓藥物，必須是在醫師的指導下科學進行。

首先，降壓藥不是抗生素，久服一般不會產生耐藥性，也就是不會不管用。當血壓控制平穩時，不宜隨便改變劑量或是更換藥物，否則血壓控制不穩會導致併發症加劇甚至出現腦血管意外。

其次，如果目前服用的藥物需加大劑量控制血壓，可能是病情進一步加重，而非產生耐藥性，可考慮聯合應用另外一種作用機制不同的降壓藥物，而非更換藥物。再次，藥物最初選擇時，就應選用既能有效降壓、患者又能耐受的藥物，因為降壓藥物需長期服用，不能只求降壓而忽略藥物不良反應。最後，作為高血壓患者，千萬不可因輕信他人而擅自更換藥物，以免造成不良後果。

㊴ 洛爾類、地平類、普利類、沙坦類四大類降血壓藥如何聯合使用？

降壓藥物的組合應根據具體病情及合併症選用，常用幾種聯合用藥如下：

① 高血壓合併糖尿病或腎損害。普利類／沙坦類＋利尿劑或者普利類／沙坦類＋地平類，兩種藥物作用機制不同的藥物聯合，可以起協同降壓的作用。

② 高血壓合併心肌梗塞後心臟衰竭。普利類／沙坦類＋利尿劑＋洛爾類。

③ 高血壓合併冠心病、心絞痛。洛爾類＋長效雙氫吡啶類地平類，二者合用可以互相抵消對心率的影響。

④ 單純收縮期高血壓：利尿劑＋地平類。

如果把普利類、沙坦類簡稱為A，洛爾類簡稱為B，地平類簡稱為C，利尿劑簡稱為D，則一般常用組合即為A＋C、A＋D、B＋C、B＋D、C＋D。

聯合用藥	適應症	藥品舉例
普利類＋利尿劑	高血壓合併糖尿病或腎損害	複方卡托普利
沙坦類＋利尿劑		奧美沙坦酯氫氯噻嗪（複傲坦）、纈沙坦氫氯噻嗪
普利類＋地平類		氨氯地平貝那普利
沙坦類＋地平類		纈沙坦氨氯地平
普利類＋利尿劑＋洛爾類	高血壓合併心肌梗塞後心臟衰竭	美托洛爾、卡維地洛
沙坦類＋利尿劑＋洛爾類		
洛爾類＋長效雙氫吡啶類地平類	高血壓合併冠心病、心絞痛	
利尿劑＋地平類	單純收縮期高血壓	

40 降壓藥的不良反應大嗎？

　　人們常說「是藥三分毒」，這是說任何藥物在治病的同時也會有一定的不良反應，降壓藥也不例外。但高血壓病患者不可將藥物的不良反應過分誇大。事實上，臨床上使用的各種正規降壓藥都是經過層層篩選，在反復動物實驗和多年臨床驗證的基礎上得到確認的安全、有效的藥物，其不良反應並不嚴重，它給患者帶來的益處遠遠超過其不良反應。因此，在使用這些藥物時不必顧慮太多。

　　藥物進入體內以後大都要經過肝臟代謝，然後再由腎臟排出體外。如果患者的肝腎功能正常，就能保證藥物在肝臟及腎臟正常代謝和排泄，而不會對肝腎功能造成影響。相反，如果患者存在肝腎功能不全或者用藥劑量過大，就會加重肝臟代謝及腎臟排泄的負擔，並影響肝腎功能。但只要在醫師的指導下選擇肝腎雙通道代謝的藥物以及對肝腎沒有影響的降壓藥物、正規服藥、定期監測肝腎功能，完全可以長期放心服用降壓藥。

降壓藥會影響性功能嗎？

性功能障礙在高血壓患者中較常見，血壓高可能會影響全身的大小血管，導致一些男性出現陽痿、早洩等現象；在女性中，高血壓對性生活的影響較為罕見，極少數女性會產生性交痛或者性快感降低。除了這些，一些降壓藥也可能會影響性功能，目前可以確定的是噻嗪類利尿劑確實會增加男性性功能障礙的發生。

需要注意的是，千萬不要覺得正在服用的降壓藥對性功能造成了影響，就自行停藥。因為單純由降壓藥導致的性功能障礙比較少見，高血壓、肥胖以及導致高血壓的一些不良生活習慣，如吸菸、大量飲酒，也有可能導致男性的性功能障礙。因此，一定要將面臨的問題充分和醫師進行交流，如果確實是降壓藥的影響，改變用藥方案應該能夠恢復。

 有高血壓家族史，可以吃降壓藥預防高血壓嗎？

在有家族性高血壓的情況下，如果自己的血壓仍在正常範圍內，應當積極進行健康生活的管理，不能自行服用藥物進行預防。因為如果在沒有被確診為高血壓的情況下，隨意服用降壓藥會引起血壓過低，造成低血壓的情況。因此有高血壓家族病史的，進行健康管理最為合適。

首先是飲食預防，注意低鹽（每人每日低於5～6克），節制飲食，以素食為主，控制體重，選擇低熱量、低脂食品，儘量食用植物油。動物脂肪、肝、腦、心、腎，牛油，骨髓，魚卵、乳脂等食品含膽固醇高，不宜多食。蛋白質類食物應選用魚、瘦肉、豆及豆製品食品。忌酒，戒菸，不喝濃茶。多吃些芹菜、韭菜、白菜、菠菜等纖維素多的蔬菜，保持大便通暢。

其次是保持運動，可選擇有規律的有氧運動項目鍛煉身體。

最後是保持生活規律，保證充足睡眠，勞逸結合。控制情緒，不急不躁，喜樂有度。

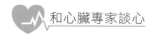
高血壓患者為什麼常要吃阿斯匹靈？

有人認為，阿斯匹靈不是降壓藥，高血壓患者沒有必要服用阿斯匹靈。其實，這種觀點是片面的。

高血壓患者的首要死亡原因是血栓性事件，也就是常說的腦梗塞和心肌梗塞等。因此，預防腦梗塞、心肌梗塞等疾病的發生是高血壓疾病治療的重要目標之一。阿斯匹靈除了解熱鎮痛的療效外，還有抗血小板聚集的功效。阿斯匹靈發揮藥效迅速、藥效穩定，且很少發生過敏現象，是抗血栓形成、預防腦梗塞和心肌梗塞的最佳選擇，可長期服用。

當然，如果高血壓患者遇到以下情況時，應停止或減量服用阿斯匹靈。有出血症狀的潰瘍病或其他活動性出血時、血友病或血小板減少症、腐蝕性胃炎、痛風、肝腎功能減退等。如需改變阿斯匹靈服用劑量或停用阿斯匹靈，一定是在醫師指導下進行，慎重權衡利弊，以免發生血栓或出血等不良後果。

既有高血壓又有冠心病，怎麼吃降壓藥？

高血壓合併冠心病的首選藥物是ACEI或ARB、β受體阻滯劑、鈣離子拮抗劑，具體應用又根據合併的冠心病的類型不同而略有不同。

①高血壓合併心絞痛型冠心病。宜選用β受體阻滯劑或鈣離子拮抗劑，降壓同時減少心肌耗氧量、擴張周圍血管，減輕心臟負荷，其他如ACEI或ARB也是合理選擇。

②高血壓合併心肌梗塞型冠心病。急症處理後首選ACEI或ARB，β受體阻滯劑若無禁忌症應儘早使用，如血壓控制不良也可加用鈣離子拮抗劑。

③高血壓合併無症狀性心肌缺血型冠心病。在抗動脈粥狀硬化的同時，應用β受體阻滯劑或鈣離子拮抗劑，可以改善心肌缺血，其他如ACEI或ARB可以防止心室重塑等。

④高血壓合併缺血性心肌病型冠心病。降壓同時更注重改善心肌重塑，應用ACEI或ARB、β受體拮抗劑可以防止心臟擴大，利尿劑可以改善症狀，都是很好的選擇。

⑤高血壓合併猝死型冠心病。有猝死家族史的冠心病患者屬於猝死的高危險群，對於該人群重點在於預防和早期治療，應選擇對預後有改善作用的藥物，比如ACEI或ARB、β受體拮抗劑，長期用藥，同時避免猝死的誘發因素。

降壓藥 疾病類型	利尿劑	β 受體阻滯劑	鈣離子拮抗劑	ACEI 或 ARB
高血壓合併心絞痛型冠心病		√	√	√
高血壓合併心肌梗塞型冠心病		√	√	√
高血壓合併無症狀性心肌缺血型冠心病		√	√	√
高血壓合併缺血性心肌病型冠心病	√	√		√
高血壓合併猝死型冠心病		√		√

既有高血壓又有糖尿病，怎麼吃降壓藥？

高血壓合併糖尿病患者在選擇抗高血壓藥物時，應該注意既要兼顧不影響脂類和糖代謝，同時兼顧是否存在合併症，從而更好地保護心、腦、腎等目標器官。具有這些特點的常用藥物如下：

① ACEI類、ARB藥物。臨床使用結果顯示其既可降低血壓，又對葡萄糖代謝、脂質代謝無不利影響。長期應用甚至可減少新發糖尿病的發生，同時有降低蛋白尿、保護腎臟的作用。

② 鈣離子拮抗劑。能有效降壓，減少腎臟高灌注情況，且無明顯副作用，對總膽固醇、高密度脂蛋白膽固醇、三酸甘油酯和血糖代謝無不利影響。

③ β受體阻滯劑。倍他樂克（Betaloc）可控制血壓，對心臟有保護作用，但有可能影響糖脂代謝，掩蓋低血糖反應的情況，使用時應權衡利弊，高危險患者如合併冠心病、慢性穩定性心臟衰竭時，可以合併應用。

④ 利尿劑。大量利尿劑可出現血脂、血糖波動，小劑量對血糖、血脂影響小，必要時可選用。

 「三高」患者應該怎麼服藥？

「三高」即高血壓、高血脂、高血糖，不僅是冠心病的危險因素，也是腦、腎、大血管等病變的病因。從某種程度上講，血壓高更大的危害是由此引發的偏癱、心衰竭、腎衰竭等目標器官併發症。對於「三高」的患者，治療中需要降壓、降脂、降糖「三管齊下」。降壓藥物與降糖、降脂藥物，各有各自的作用通道，每種藥都有它的適應症、禁忌症及不良反應。一般不會作用於同一通道，不會出現藥物之間的相互作用。

降壓藥通常在上午八點和下午三點兩個時段服用，可以藥物的作用最強時間與血壓波動的高峰同步。對於長效降壓藥，則在上午一次給藥即可。

糖尿病患者在空腹時的血糖和尿糖都有晝夜規律。胰島素在凌晨4點對人體最敏感，此時給予低劑量即可達到滿意效果。雙胍類（Biguanides）藥物宜餐後服用，有利於刺激外周組織利用胰島素。阿卡波糖（Acarbose）宜餐中服用，可抑制食物中糖的吸收。磺脲類（Sulfonylurea）降糖藥宜餐前30分鐘服用。

人體內膽固醇的合成也具有晝夜節律性，午夜和清晨之間合成最旺盛，因此服用他汀類（Statins，辛伐他汀、洛伐他汀等）降脂藥以晚上睡前服用效果最佳。

Q47　既有高血壓又有腎臟病，應該怎麼選用降壓藥？

高血壓合併腎臟病降壓藥物應選擇不減低腎血流量或損害腎功能的，故ACEI/ARB、鈣拮抗劑、利尿劑、β受體阻斷劑均可選用。ACEI/ARB用於腎實質性高血壓治療取得良好療效，對高腎素活性狀態的高血壓患者尤為適用。對於合併原發性和繼發性腎小球疾病（如IgA腎臟病、原發性腎臟病症候群、B型肝炎相關性腎炎等），ACEI/ARB有降蛋白尿、抗發炎作用，應作為首選。但在嚴重腎功能不全、雙側腎動脈病變、單腎時ACEI/ARB應慎用。

二氫吡啶類鈣拮抗劑的長效製劑降壓作用平穩而持久，有良好的順應性和耐受性，且可以和各類降壓藥物聯合使用（包括ACEI/ARB、β受體阻滯劑、利尿劑等），降壓效果明顯、迅速，不受患者個體、年齡、種族等因素的限制，對人體的血脂、血糖、尿酸、鉀代謝等生理指數無不良影響，腎功能受損嚴重的患者使用該藥時也無需減量，還有抗動脈粥狀硬化的作用。對合併有慢性腎臟病的高血壓患者而言，聯合使用二氫吡啶類鈣拮抗劑的長效製劑和ACEI/ARB是最好的選擇。

48 腎功能不全的透析患者能用降壓藥嗎？

　　腎功能不全需要透析的患者由於腎功能下降，水鈉滯留導致容量超負荷，血壓更易升高，需要應用降壓藥物控制血壓，透析不會影響患者降壓藥物的使用。一般首選的藥物為CCB、ACEI/ARB、β受體阻斷劑等。當天不進行透析治療時，降壓藥應遵醫囑正常服用。如果在最初幾次透析中，沒有出現低血壓反應的患者，在透析當天早上可服用降壓藥，而對於透析過程中容易出現低血壓的患者，在透析當天宜停服降壓藥，但要隨身攜帶降壓藥，如果透析過程中出現血壓升高，可考慮臨時服用。

49 既有高血壓又有痛風，怎麼選降壓藥？

　　高血壓和高尿酸血症併發時，不僅引發痛風，其冠心病等心血管疾病發生的危險性比血尿酸正常的高血壓患者也要高3～5倍。由於噻嗪類利尿劑降壓藥及含噻嗪類利尿劑的複方製劑（如複方降壓片、北京降壓0號等）會抑制尿酸排泄，升高血尿酸水準，因此高血壓合併痛風的患者不宜選用這類降壓藥。當高血壓合併痛風時，高尿酸血症會加重對腎臟的損害，這類患者在選擇降壓藥時，宜選用對腎臟有保護作用的血管緊張素轉換酶抑制劑（如卡托普利、培哚普利、貝那普利等）或血管緊張素 II 受體拮抗劑（如氯沙坦）。其中，氯沙坦是目前唯一能夠在降低血壓的同時能降低血尿酸水準的降壓藥，其降壓作用平穩、持久，對心率、血糖、血脂無明顯影響，並可有效改善腎血流量，服藥後咳嗽的發生率也很低。

既有高血壓又有心肌肥厚，怎麼選降壓藥？

　　高血壓是造成心肌肥厚的主要原因，其中又以左心室肥厚為主。心肌肥厚雖然是機體對高血壓的一種代償表現，短期可提高心室射血能力，使其不會因為血壓升高而減少血液泵送量，但長期心肌肥厚可造成心肌缺血、心肌梗塞、心臟衰竭及惡性心律失常，也可增加猝死的發生率。高血壓合併心肌肥厚在治療時應注意如下。

　　逆轉心肌肥厚，尤其是逆轉左心室肥厚，效應最強的藥物是ACEI/ARB，其他如鈣離子拮抗劑與β受體阻滯劑聯合應用，對合併左心室肥厚的高血壓也是有益的。需要注意的是，利尿劑如雙氫克尿噻（Hydrochlorothiazide）雖可降壓，但會加重左心室肥厚，不宜選用。心肌肥厚的患者在選擇降壓藥物時，應綜合考慮多面因素，可多種藥物搭配使用來達到降壓、預防心肌肥厚等理想療效。

 高血壓合併腦中風患者，如何降壓？

　　腦中風是一種突然起病的腦血液循環障礙性疾病，是高血壓常見合併症。可大致分為缺血性腦中風和出血性腦中風，即我們常說的腦梗塞和腦出血。

　　高血壓合併腦梗塞的患者，腦梗塞引起機體壓力反應，會引起反射性血壓升高。如果此時將血壓降得過低，大腦皮層得不到有效血流灌注，有可能加重腦組織缺血和缺氧，不利於疾病恢復，甚至引起梗塞範圍擴大

等更為嚴重的後果。因此急性腦梗塞發病一周以內時，血壓維持在160～180/90～105mmHg之間最為適宜。如果患者血壓嚴重升高，應選用一些作用較弱的降壓藥物，使血壓平穩緩慢地降低。

高血壓合併腦出血的患者，降壓更應謹慎。血壓過高會導致再次出血或活動性出血，血壓過低又會加重腦缺血，引發缺血性腦梗塞。對這類患者，將血壓維持在腦出血前水準或略高更為穩妥。

不過無論是腦出血還是腦梗塞，一旦病情穩定，均應逐步恢復降壓治療，將血壓控制在140/90mmHg以下。

52 什麼是青春期高血壓？如何預防？

青春期高血壓就是指青春期發病的高血壓，其發病主要原因在於，青春期心臟收縮力大大提高，但血管發育卻往往落後於心臟，導致血壓增高。如果功課過於繁重，學習壓力大、精神緊張，也可促使心跳加快，血壓升高。

青春期高血壓的發生多是暫時性，平時無明顯的症狀表現，只有在運動量過大或過度疲勞時才會有輕微的頭暈乏力等症狀。過了青春期，心血管系統發育趨於平衡後，患者血壓就會恢復正常。如果持續很長一段時間血壓繼續上升，就要做進一步檢查，並在醫師指導下服用降壓藥。

預防青春期高血壓，首先積極參加體檢，了解自己的血壓情況，以便及時發現，進一步確診，並查明原因，及時治療；其次要勞逸結合，避免過度疲勞，保持情緒穩定，適當鍛煉身體，多做有氧運動，適當調整膳食。

為什麼會出現妊娠高血壓？

妊娠期高血壓疾病是由妊娠所誘發的，一般發生在懷孕20周以後，主要症狀為高血壓、蛋白尿、水腫等症狀，呈短暫性，分娩後消失。有些嚴重者會出現抽搐、昏迷，甚至發生母嬰死亡。妊娠期高血壓疾病是妊娠期特有的疾病，也是孕產婦、圍產兒患病及死亡的重要原因之一。

妊娠高血壓的原因一般認為是來自胎盤的某種物質進入母體血液，引起孕婦機體的免疫因子改變，導致孕婦的全身小動脈痙攣而發生高血壓，也有研究發現與遺傳因素有關。

 妊娠期血壓高對胎兒有影響嗎？

妊娠期高血壓會影響胎兒的生長發育，讓胎兒長得慢，影響胎兒的心臟發育，有的甚至會因為孕婦的高血壓導致早產，還會增加胎兒畸形的發病率等。

要知道腹中的胎兒是否有受到媽媽高血壓的影響，需要測量孕婦的宮高、腹圍、做B超（亮度模式超音波）等檢查，看看胎兒的大小、心臟、中樞神經系統和骨骼的情況，尤其要注意羊水、胎盤、臍帶血流的情況。如果胎兒生長緩慢，做B超的時候還要注意看胎兒的大腦中動脈血流情況，來判斷胎兒在子宮內有沒有出現缺氧。

 高血壓患者懷孕期間需要注意什麼？

患有高血壓的女性懷孕，屬於產科高危險群，更容易發生子癇前症（妊娠毒血症）、心腦血管意外，發生肝腎功能衰竭、胎盤早期剝離的風

險也很高，流產、早產，甚至死胎的風險也同樣升高。因此要想懷孕首先要控制血壓。

首先，需要到心臟內科接受正規診斷和治療，調整降壓藥，把降壓藥改為妊娠期可以服用的種類。

其次，對全身幾個重要系統，比如心肺功能、神經系統、腎臟功能、肝功能等進行評估，排除高血壓對各個系統的損害。

第三，調整生活方式。低鹽飲食，每日食鹽攝入量低於5g，增加新鮮蔬菜、水果的攝入，適量減少甜食和脂肪的攝入。每週最好進行總計3～4小時運動時間，每次持續大約40分鐘。

最後，懷孕後要重視產檢。輕度到中度高血壓的孕婦，通常是在懷孕初期第一次做產檢的時候停用降壓藥，此後，每2～4周產檢一次，監測血壓以及身體其他系統情況，根據病情變化調整用藥。進入懷孕晚期，容易出現各種併發症，每週檢查一次，接近預產期需提早住院。

56 高血壓孕婦如何吃藥？

高血壓合併妊娠有兩種情況，一種是妊娠前就有高血壓，一種是妊娠後出現的高血壓。

如果妊娠前就存在高血壓，那麼在懷孕前就要注意調整降壓藥，改為妊娠可服用的降壓藥。妊娠合併輕、中度原發性高血壓很少使用降壓藥。

通常情況下，妊娠高血壓通過改變生活方式來進行治療，比如保持足夠而良好的睡眠，避免和消除緊張情緒；減少鈉鹽攝入、飲食中維持足夠的鉀、鈣和鎂攝入；控制體重等。

當血壓高於160/110mmHg時必須治療，以防止發生中風或子癇。選用降壓藥要考慮孕婦及胎兒的安全，有些降壓藥物在妊娠期是禁忌的，如利尿劑會減少血容量，使胎兒缺氧加重；血管緊張素轉換酶抑制劑或者血管緊張素Ⅱ受體拮抗劑可能引起胎兒發育遲緩、羊水過少或新生兒腎功能衰

竭，亦可能引起胎兒畸形；長期使用β受體阻滯劑，有引起胎兒生長遲緩的可能，在妊娠早期不建議應用。妊娠期使用安全的降壓藥物有：肼屈嗪（Hydralazine，肼苯噠嗪）、甲基多巴（Methyldopa）、硝苯地平、拉貝洛爾，但這些藥均需要在醫師的指導下應用，並定期門診隨診，及時調整用藥。

57 哪些孕婦容易患妊娠高血壓？

①高齡初產婦。年齡大於35歲、且第一次懷孕的孕婦，就屬於高齡初產婦。據各種權威機構統計，高齡初產婦的各種併發症均高於其他孕婦，妊娠期高血壓疾病也不例外。

②有高血壓等病史的。如果孕婦懷孕前就有高血壓、慢性腎炎、糖尿病等慢性病，孕期可能也易發生妊娠高血壓。

③懷一胎時就有妊娠高血壓疾病者。如果孕婦懷一胎時曾經有過妊娠高血壓，那麼懷二胎時的機率也較其他孕婦高。

④懷雙胞或多胞胎的孕婦。

⑤羊水過多及患過葡萄胎的孕婦。

⑥超重或營養不良者。

⑦有家族史的孕婦。如果孕婦的母親患過妊娠期高血壓疾病，那麼該孕婦發病的可能性也較大。

58 高血壓患者需要定期複檢嗎？為什麼？

高血壓患者應定期複檢。一方面是看降壓效果如何，是否需要調整藥物；另一方面定期檢查可以幫助醫師更好地了解患者病情。

　　如果條件允許，高血壓患者在家中可以每日監測血壓，記錄晨起、睡前的血壓值或是服用降壓藥物前後的血壓值，以便第一時間掌握自己的血壓控制情況。不能自測血壓的患者，應定期去醫院複檢，以便了解近期的血壓控制情況。當然，平日自測血壓控制良好的患者，也應該定期去醫院複檢。

　　高血壓疾病的危害並不僅是血壓升高本身，更大的危害是血壓升高後帶來的一系列器官損害和併發症。有時血壓控制良好或患者本身並無不適症狀，但心、腦、腎等器官已發生病變，如不定期複檢及時發現病情，則會造成不可逆的損傷。定期複檢的好處是，醫師可根據患者病情調整降壓藥物的使用，使患者血壓保持在最佳狀態，也可檢查腎功能、心臟功能及有無眼底病變等，以便醫師根據具體情況調整或加用藥物。

59 高血壓患者定期複檢具體都做哪些檢查？

　　高血壓病複檢需要測血壓、了解患者最新的血壓控制情況；每半年一次查血液常規、尿液常規，微量尿蛋白、肝功能、腎功能、血脂、血糖的生化檢查，了解患者一般情況，藥物及血壓是否對肝腎造成了影響，有助於早期發現高血壓患者合併的其他危險因素，如高血脂症、高血糖等；每年一次檢查眼底，確認高血壓是否造成眼底病變；每年一次腎臟B超（亮度模式超音波）有助於判斷高血壓對腎臟的影響；每年一次頸動脈B超，有助於了解血壓對動脈硬化的影響及程度；每年一次心臟彩色超音波，了解心臟的結構以及高血壓是否造成了心肌肥厚，從而進一步確定是否存在心肌損害及程度。如若發現某器官有早期損害跡象，可以再進一步詳查。

高血壓患者日常生活應該注意什麼？

在治療高血壓的過程中，如果患者可以配合適當運動和調節飲食，會對血壓的控制有很大的幫助。尤其是飲食控制得當，會起到事半功倍的效果。高血壓病飲食有著五大原則。

①低鹽低脂。鹽攝入過多會引起血壓升高，而高脂、高膽固醇飲食也不利於血壓控制，還易引發肝臟、血管損害，所以應減少鹽、動物脂肪的攝入。

②多食用蔬菜水果。新鮮蔬菜水果富含維生素和微量元素，可以保護血管、降低血壓，應經常食用。

③食物合理搭配。不是說不利於血壓控制的食品就一點都不能吃、利於降壓的食品就可以肆無忌憚地吃。任何食物的食用都應有一個限度，可在諮詢醫師或營養師後掌握一套適合自己的高血壓食譜，既保證日常營養，又有效控制血壓。

④飲食定時定量。吃飯要定時，不要吃得太飽，尤其是晚餐，切忌暴飲暴食。

⑤戒除菸酒。菸酒對身體的危害已眾所周知，戒菸戒酒，有利於高血壓患者控制血壓。

 哪些食物有助於血壓降低？

①富含高纖維的蔬菜瓜果，如芹菜、木耳、洋蔥、大蒜、茄子、海帶、紫菜、蘋果、山楂等。

②富含鉀的食物。這類食物包括豆類、冬菇、黑棗、杏仁、核桃、花生、馬鈴薯、竹筍、瘦肉、魚、禽肉類，根莖類蔬菜如莧菜、油菜及大蔥等，水果如香蕉、棗、桃、橘子等。

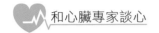

③ 富含鈣的食物。如黃豆、葵花子、核桃、牛奶、花生、魚蝦、紅棗、鮮雪裡紅、蒜苗、紫菜等。

④ 含鐵的食物。如豌豆、木耳等。

⑤ 茶。

⑥ 醋。醋泡黃豆、醋泡花生（最好去掉紅衣皮）、醋泡海蜇等都能預防高血壓，並對高血壓有一定的治療作用。

 ## 62 高血壓患者如何合理鍛煉？

　　高血壓患者在血壓控制平穩後，可以適當參加體育運動。適當的體育運動可鍛煉機體的血壓調節功能，同時也可改善動脈硬化的情況，有利於血壓恢復。其中，有氧運動是高血壓患者的首選運動方式。

① 有氧運動類型。在有氧運動類型中首推快步走路，也可選擇慢跑、游泳、騎自行車、扭秧歌、跳健身舞、跳繩、爬山等。輕中度以鍛煉耐力為目標的有氧代謝運動不但不會升高血壓，反而有利於血壓下降。

② 有氧運動時間。高血壓患者的有氧運動宜在黃昏時分進行，此時機體已經適應一天的工作，各項生命指數趨於平穩，生理機能也處於良好狀態，適量有氧運動可起到鍛煉的效果。切忌晨起立即運動，以免造成不良後果。

③ 有氧運動量。每週鍛煉至少1次，每次30分鐘左右，以身體微發汗為宜，運動時心率不要超過（170-年齡）次/分。比如，如果您的年齡是60歲，那麼運動後的心率以不超過110次/分為好。

為什麼高血壓患者冬季需要找醫師調藥？

　　冬季來臨時，高血壓患者要特別注意加強保健。因為人體的血管也遵循「熱脹冷縮」的原理，天氣變冷時，體內腎上腺皮質激素分泌增多，會使血管收縮更明顯，進而導致血壓升高、波動明顯。這種情況下，高血壓患者最好及時找醫師調整用藥，否則可能出現不同程度的胸悶等不適，嚴重時還可誘發中風等急症。

　　另外，利尿劑是降壓藥的常用藥，降壓效果平和，往往與其他降壓藥聯合使用。人在冬季的飲水量相對減少，服用利尿劑後，人體內大量失水，血液高度濃縮，血液黏稠度便會增加，易形成了血壓低、血液黏稠度高，導致缺血性中風，因此，服用利尿劑的患者也需要調整用藥。

　　而需要注意的是，調整用藥並非自行增加藥量，而是在醫師的指導下進行監測，根據血壓水準、目標器官損害程度等進行的調整。患者千萬不可自行隨意調整藥量。

 高血壓患者夏季需要注意什麼？

　　不少高血壓患者在夏季血壓都會降低，此時應當警惕「低血壓」。人體血壓受環境和溫度的影響很大，當環境和溫度偏低，如寒冷的冬季，血管收縮，血壓一般會升高，而在夏季時氣溫炎熱，血管會擴張，導致血壓偏低。此外，夏季人體出汗多，若沒有及時補充水分，血容量就會下降，血管的張力就變小，使得血壓下降。高血壓患者如果出現頭暈、胸悶、乏力、疲倦等情況，可能就意味著出現低血壓了。一旦出現低血壓現象，

應暫停服用降壓藥，採取平臥位休息。如果出現低血壓同時合併有意識障礙、心律紊亂、體溫過高或過低、四肢冰冷、便血或嘔血、明顯皮疹時，應及時就醫。

　　高血壓患者常用的利尿劑會通過利尿而減少血容量，從而導致血壓的下降，夏季出汗量多，服用利尿劑更容易出現低血壓。

 高血壓患者旅行需要注意什麼？

　　高血壓患者在外出旅行前最好還是找醫師評測一下身體狀況，選擇適合的出行。

①最好選擇自助旅行。隨團出遊一般時間安排較緊，體力消耗大，容易打亂高血壓患者的作息時間，造成血壓波動，加大心、腦等急性疾病發作的風險。相比之下，自助旅行靈活度高、排程自由，更適合高血壓患者。

②避免進入高海拔地區。高血壓患者到達海拔高的地區，比正常人更容易出現缺氧、胸悶、心跳加快、血壓增高等高原反應，因此不建議前往此類地區。

③在外吃喝要管住嘴。外出旅行不可避免品嘗當地特色美食，但仍然要記住少鹽少油，多喝水。此外，還要注意食物是否新鮮、衛生，避免腸胃炎和腹瀉。

④不發脾氣、避免與人爭執。出遊在外不可能事事順心，如果發生不順心的事件，要機智應對，不要硬碰硬，更不要生悶氣。

⑤隨身攜帶血壓計、降壓藥、薄厚衣物等。

⑥輕度高血壓患者血壓控制良好的情況下可以乘坐飛機，不要有緊張情緒，在飛機起飛降落時保持心境平和，多活動下顎，做咀嚼、吞嚥動作，這可以調節身體內的氣壓變化，避免體內器官受到過大壓力。

降壓茶能降壓嗎？

　　答案是否定的。首先降壓茶是保健品，而非藥品，而高血壓的治療是個體化的，是需要由有臨床經驗的醫師根據患者的個體情況，綜合評估才能制定出來的。更重要的是高血壓這個疾病雖然由多種因素引起，但是改變生活方式才是解決問題的根本，如果不改變生活方式，不均衡飲食，不戒菸限酒，而僅用降壓茶來調節血壓是不可能解決病痛的。中重度的高血壓患者需要長期服用降壓藥治療，如果隨便停藥去喝降壓茶反而容易加重病情，很有可能會引起不良的後果。

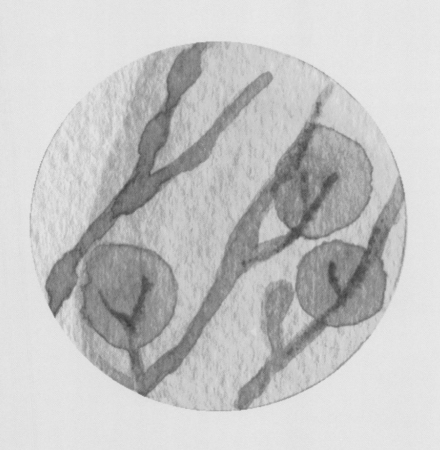

Part 2

冠心病

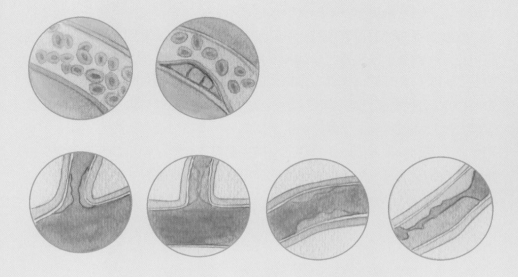

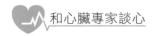

Q01　什麼是冠心病？

　　冠心病的全稱是冠狀動脈粥狀硬化性心臟病，是指由於冠狀動脈粥狀硬化使血管腔狹窄或阻塞，或因冠狀動脈功能性改變（痙攣）導致心肌缺血缺氧或壞死而引起的心臟病。它是猝死最常見的病因，中國每年死於各種冠心病的人數估計超過100萬。

Q02　冠狀動脈為什麼會發生粥狀硬化？

　　人體的血管就像水管，血液就像流動的水，日積月累，水管管壁就會銹蝕而粗糙，在管壁上就會附著一些污垢，人體也是如此。當人體的血液中含有過多的低密度脂蛋白、膽固醇時，就很容易透過血管內膜沉積在動脈血管壁上，久而久之就會形成冠狀動脈粥狀硬化。

　　冠狀動脈粥狀硬化是衰老的必經過程，從青少年時期就開始了。研究證實，至20歲後動脈粥狀硬化就可以造成不可逆的病理損害。隨著年齡的增長，很多人從30歲時血管內膜就增厚了，40歲以後愈來愈厚。輕度狹窄可能沒有症狀，如果管腔狹窄超過50%，人體運動增加時，供應心臟的血液就會減少；如果管腔狹窄或斑塊脫落形成的栓子阻塞管腔達90%，患者即使在休息時供應心臟的血液也明顯不足，心臟供氧不足會引起心臟細胞缺氧變性直至壞死（即心肌梗塞）；當管腔完全閉塞時，心肌血液供應完全中斷，此時患者會感覺到胸部劇烈的壓榨性的疼痛甚至發生猝死。心肌血液供應減少持續時間愈長，缺氧愈嚴重，對心肌的損害愈大，直至不可逆梗塞。

冠心病可以分為哪些類型？

　　冠心病一般可分為5種類型：心絞痛型、心肌梗塞型、無症狀性心肌缺血型、心臟衰竭和心律失常型、猝死型。

①心絞痛型。有胸痛表現，無心肌壞死，有穩定性和不穩定型心絞痛之分。可發展為心肌梗塞型冠心病、猝死型冠心病。

②心肌梗塞型。發生前一周左右有輕微心絞痛症狀，冠狀動脈閉塞，急性心肌缺血性壞死。

③無症狀性心肌缺血型。心電圖有變化，但是沒有任何症狀，無心肌壞死。可發展為心肌梗塞型冠心病、猝死型冠心病。

④心臟衰竭和心律失常型。原有心絞痛發作，之後逐漸消失，出現心臟衰竭和心律失常的表現。或從未出現心絞痛，直接表現為心臟衰竭和心律失常。

⑤猝死型。心肌缺血造成心肌細胞電生理活動異常，導致心臟驟停。

 什麼樣的冠心病容易猝死？

　　最容易造成急性猝死是一種被稱為急性冠狀動脈症候群的臨床常見心血管急症，大約占冠心病類型的30%左右。急性冠狀動脈症候群是冠狀動脈粥狀硬化斑塊破裂、血栓形成或血管痙攣而致的急性心肌缺血的臨床症候群，包括不穩定型心絞痛、急性心肌梗塞及心因性猝死。冠狀動脈臨床事件發生的嚴重程度與斑塊破裂、血栓形成的程度、部位、血管閉塞所需時間及側支循環的血流有關。

　　急性冠狀動脈症候群根據心電圖表現分為ST段上升型和非ST段上升型，其中非ST段上升型又分為不穩定心絞痛和非ST段上升心肌梗塞。兩者在病理生理上的差異主要在於：非ST段上升型病理生理基礎是以血小板為

主的白色血栓，血栓不完全堵塞動脈或微栓塞，而ST段上升型則是以紅血球為主的紅色血栓並完全阻塞動脈血管。兩者在臨床表現和治療策略上有所區別。

為什麼冠心病患者要警惕猝死？

猝死就是意料不到的、突然發生的死亡。世界衛生組織規定，發病後6小時內死亡者為猝死，猝死的病因多以冠心病居多。

冠心病患者因為下列原因易發生猝死：①供給心臟血液的冠狀動脈主支突發梗塞（通常由血栓造成），致心肌大面積急性缺血和壞死；②急性心肌梗塞後心肌缺乏營養，致心肌破裂；③在動脈粥狀硬化的基礎上，發生冠狀動脈痙攣，致心臟電生理紊亂，引起嚴重心律失常（如心室纖維顫動）。

因此，冠心病患者應警惕猝死。如何預防冠心病猝死，請看QR code影片。

冠心病會遺傳給下一代嗎？

現實生活中確實會存在有一個家庭幾代人都患有冠心病的現象，看上去似乎冠心病有家族遺傳的傾向，但是，冠心病其實不是遺傳病。只是父母若患冠心病，兒女患病的可能性較正常人更高一些。

冠心病更是一種生活方式病，同一個家族的人往往有著相似的飲食習慣、相似的作息時間、相似的行為習慣，比如吃得過鹹、喜歡油膩的食物、運動量少、睡眠不規律等，這些都是導致冠心病的因素，會造成冠心病在整個家族中一代代延續下去的情況，這使得冠心病看起來像是家族遺傳的疾病。基因因素只是冠心病的危險因素之一，而非全部。

冠心病可以預防嗎？

冠心病可以預防。雖然冠心病是中老年人的常見病和多發病，但動脈粥狀硬化的病理基礎卻始發於少兒期，這漫長的幾十年為預防工作提供了極為寶貴的機會。

冠心病有三級預防。對於危險因素如肥胖、吸菸、高血壓的控制是一級預防，即消滅冠心病於萌芽狀態；通過早期診斷、早期治療以延緩病情的發展，避免併發症是二級預防；而當患者已經患病，要做的就是三級預防，通過合理的治療手段，防治病情惡化，及時控制併發症，提高患者的生存品質，延長患者壽命，加快康復。

預防冠心病需要注意：

① 從小養成良好的生活習慣、健康的生活方式。生活作息規律，避免勞累及熬夜。保持情緒穩定，切忌急躁、焦慮。

② 膳食結構合理均衡。避免攝入過多的脂肪和大量的甜食。減少鹽的攝入量，一般每天攝入量不超過6克。

③ 加強體能訓練，增強體質，預防肥胖、高血脂症、高血壓和糖尿病的發生。超重和肥胖者更應主動減少熱量攝入，並加強運動量。高血壓、高血脂症和糖尿病患者，除重視危險因素控制外，更要積極控制好血壓、血糖和血脂。

④ 戒菸限酒。吸菸時可使動脈壁收縮，促進動脈粥狀硬化；酗酒則易情緒激動，血壓升高。

哪些人更容易患冠心病？

① 中老年人。從年齡上看，冠心病多見於40歲以上的中老年人。但現在有逐漸年輕化的趨勢，臨床上不乏年輕的心肌梗塞患者。

②從性別上看，男性與女性發病的比例約2：1，但更年期以後女性發病率逐漸增加。

③三高人群。高血脂症、高血壓、高血糖（糖尿病）都是冠心病的主要危險因素，而這三種疾病都是慢性疾病，需要長期控制，而且它們的危害是緩慢的、全身的，往往需要數十年才能發病，故不易引起某些患者的重視，但一旦犯病，都是複雜的、多系統的棘手疾病。

④吸菸人群。吸菸是冠心病的獨立危險因素。被動吸菸，即二手菸也同屬於危險因素。

⑤有冠心病家族史者。冠心病是多種因素共同作用的結果，有家族病史的人應格外注意。

⑥肥胖者。特別是年輕人，以代謝症候群為主要代表，表現為腹部肥胖、高血壓、高血脂症、糖耐量異常等。

 冠心病發病前的身體信號有哪些？

信號一：重體力活動或精神緊張時出現胸骨後或心前區悶痛，或緊縮感，並向左肩，左上臂放射，持續3～5分鐘，休息後自行緩解者。

信號二：出現與運動相關的頭痛、牙痛、上腹痛等症狀。

信號三：飽餐，寒冷或恐慌發作時出現胸痛、心悸者。

信號四：夜間睡眠枕頭低時感到胸悶氣急，需要高枕臥位方感舒適者；熟睡平臥時突然胸痛、心悸，需立即坐起或站立方能緩解者。

信號五：用力排便時出現心悸、胸悶、氣急或胸痛不適。

信號六：反復出現脈搏不規則，不明原因心跳過速或過緩。

信號七：性生活用力時出現心悸、胸部不適。

當出現上述症狀時，應迅速撥打119急救電話或由家屬陪同立即就醫。

為什麼中年男性更應警惕冠心病？

　　現在有種說法叫「44歲現象」，是指男性步入中年後出現的一系列生理危機現象。然而最近幾年猝死的不少名人中，多在44歲上下，人們在感歎英年早逝的同時，不由得有一個疑問，44歲是冠心病猝死的一道坎嗎？

　　聯合國教科文組織曾在一份報告中指出，從世界各國大量的統計資料看，43到45歲的男性在生理上將發生巨大的變化，為此把44歲定為青年和壯年的分界點。人的生命曲線從高峰跌下，而工作和家庭的負擔曲線向上升，這兩條曲線像剪刀一樣相交，相交處正是44歲。這個階段的人往往上有老下有小，事業也正處在上升期，飲食睡眠不規律、精神緊張、工作繁忙、競爭激烈、吸菸、熬夜都是常有的事。

　　此外，這個年齡段的男性肩負著家庭事業兩方重任，忙忙碌碌，大多很少與他人交流，這時如果再面對一些工作生活中的瑣事，就會生出強烈的沮喪感，多重因素下不僅容易誘發過去已患的慢性病，有冠心病的人還容易突發心肌梗塞。

 冠心病需要做哪些檢查？

　　冠心病診治，常做的檢查方法有：心電圖、動態心電圖、心電圖負荷試驗、冠狀動脈CT檢查、核醫心肌造影、冠狀動脈造影、心臟彩色超音波、血管內超音波、心肌酶學檢查。

名稱	用途	診斷意義
心電圖	反映心臟搏動中的電活動	可以診斷多種心臟疾病、判斷心肌梗塞的部位，還可診斷心臟擴大、肥厚，判斷藥物或電解質情況對心臟的影響，判斷人工心臟起搏的狀況
動態心電圖	長時間連續記錄並編集分析心臟在活動和安靜狀態下心電圖的變化	24 小時內可連續記錄多達 10 萬次左右的心電信號，可提高對非持續性異位心律，尤其是對短暫性心律失常及短暫的心肌缺血發作的檢出率，擴大了心電圖臨床運用的範圍
心電圖負荷試驗	通過運動或其他方法，給心臟以負荷，誘發心肌缺血，進而證實心絞痛的存在	對非典型胸痛或可疑冠心病患者進行鑑別診斷，評估冠心病患者的心臟負荷能力，評價冠心病的藥物或手術治療效果。運動試驗對於缺血性心律失常及心肌梗塞後的心功能評估也是必不可少的
冠狀動脈CT 檢查	斷層檢查後重塑的血管檢查方法	可以評價冠狀動脈狹窄程度，鈣化程度分析，變異，血流重建效果等，可以顯示閉塞的軟組織影像，最容易診斷出血管軟斑塊
核醫心肌造影	顯示缺血區，明確缺血的部位和範圍大小，查看存活心肌	根據存活心肌的多少，評判是否適合進行手術
冠狀動脈造影	使冠狀動脈在 X 光下顯影的方法	屬於侵入性檢查，既可以診斷，又可以在確診為冠心病的同時馬上進行冠狀動脈球囊擴張、支架介入治療
心臟彩色超音波	對心臟形態、室壁運動以及左心室功能進行檢查	對心臟功能、室壁瘤、心腔內血栓、心臟破裂、乳頭肌功能等有重要的診斷價值
血管內超音波	可以確認冠狀動脈內的管壁形態及狹窄程度	對血管疾病的病變部位、病變程度病因進行診斷，提高診斷結果的準確性
心肌酶學檢查	臨床上根據血清酶濃度的序列變化和特異性同功酶的升高等肯定性酶學改變，便可明確診斷為急性心肌梗塞	根據心肌受損情況不同，血清酶升高的幅度也不同，可以用血清酶的變化來反映急性心肌梗塞的發生以及病灶的大小，為臨床用作病程和預後的判斷提供了依據，是急性心肌梗塞的診斷和鑑別診斷的重要手段之一

12 Q 心電圖檢查查的是什麼？

　　心電圖是心臟健康安檢第一步。心電圖反映的是心臟搏動中的電活動，心臟的正常和異常活動都有其對應的典型心電變化，心電圖的記錄及讀圖診斷不僅可以診斷多種心臟疾病、判斷心肌梗塞的部位，還可診斷心臟擴大、肥厚，判斷藥物或電解質情況對心臟的影響，判斷人工心臟起搏的狀況。與其他診斷方法相比，心電圖使用方便，易於普及。

　　經過100多年的發展，現在的心電圖機日臻完善。不僅記錄清晰、抗干擾能力強，而且還有便於攜帶、具有自動分析診斷功能的心電圖機。

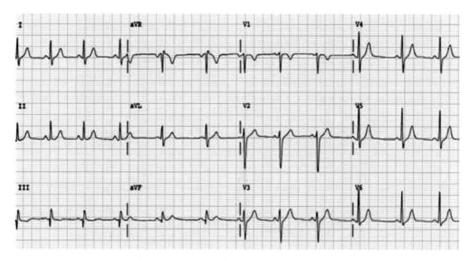

正常心電圖

Q13 常見的心電圖名詞有哪些？

用P、Q、R、S、T、U等英文字母代表心電圖各個波形。

P波。代表心房肌去極化產生的電位變化。

PR間期。從P波的起點至QRS波群的起點，代表心房開始去極化至心室開始去極化的時間。

QRS波群。代表心室肌去極化的電位變化。是在P波之後出現，為心電圖中最高大和最快速的波形。

T波。反應心室再極化時的電位變化。

ST段。QRS波群與T波之間連接部分稱為ST段，反應心室去極化終了和再極化開始之間的電位變化。

J點。QRS波群結束與ST段交接處稱為J點。

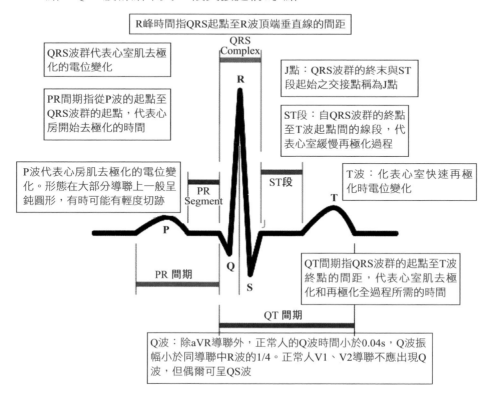

R峰時間指QRS起點至R波頂端垂直線的間距

QRS波群代表心室肌去極化的電位變化

PR間期指從P波的起點至QRS波群的起點，代表心房開始去極化的時間

P波代表心房肌去極化的電位變化。形態在大部分導聯上一般呈鈍圓形，有時可能有輕度切跡

J點：QRS波群的終末與ST段起始之交接點稱為J點

ST段：自QRS波群的終點至T波起點間的線段，代表心室緩慢再極化過程

T波：化表心室快速再極化時電位變化

QT間期指QRS波群的起點至T波終點的間距，代表心室肌去極化和再極化全過程所需的時間

Q波：除aVR導聯外，正常人的Q波時間小於0.04s，Q波振幅小於同導聯中R波的1/4。正常人V1、V2導聯不應出現Q波，但偶爾可呈QS波

常見的心電圖異常可能是哪些疾病？

P 波異常	多見於慢性肺因性心臟病、風濕性二尖瓣狹窄或各種病因所致心房肌增厚、心房腔擴大
QRS 波異常	多見於風濕性心臟病、慢性肺因性心臟病、先天性心臟病、高血壓疾病或各種病因所致的心室肌增厚、心室腔擴大
ST-T 改變	多見於慢性冠狀動脈供血不足，心絞痛發作等
U 波振幅增高	多見於低血鉀症、心搏過緩、藥物效應、腦血管意外、長 QT 症候群、低體溫等
U 波倒置	常見於高血壓、冠心病、心肌病、心臟衰竭、藥物效應。心電圖 U 波先正後負倒置提示冠狀動脈左主幹病變或分支冠狀動脈嚴重病變
T 波倒置	‧心外膜缺血：心外膜下缺血時 T 波向量背離心外膜面，背向 V4、V5 導聯，這些導聯及鄰近導聯出現 T 波倒置，呈雙支對稱及箭頭樣改變，即當同一導聯中，如果 ST 段下降和 T 波的對稱性倒置同時存在，說明既有心內膜下損傷又有心外膜下缺血
	‧單獨的 T 波呈明顯箭頭狀，對稱，並且 ST 段停留在等電位線上較長時間（大於 0.12 秒）或 Q-T 間期延長等可能冠狀動脈機能不全
	‧生理性的 T 波倒置，這些有可能是交感神經張力增加，心搏過速等原因，還常見於肥胖的青年人

 心電圖正常就可以排除冠心病嗎？

　　一份正常的心電圖並不能排除冠心病。這是因為在冠心病非發病時期，其心電圖的檢出率較低。另外，許多非典型的心絞痛，甚至一些典型的心絞痛，由於側支循環良好，平時心電圖往往正常或只有一些非特異性T波改變。且由於發作疼痛短暫，難得在發作時描記心電圖。所以，發作時檢查心電圖正常，也不能排除冠心病診斷。至於那些陣發性出現且短暫或常於夜間發作的心律失常，一般心電圖檢查就更容易遺漏了。

因此，不能僅根據心電圖正常就排除冠心病。對於如有冠心病可疑症狀，應信任醫師的判斷，做進一步有關方面的檢查。

 做了心電圖之後，為什麼還要做動態心電圖？

動態心電圖就是大家常說的Holter，是一種可以長時間連續記錄並編集分析心臟在活動和安靜狀態下心電圖變化的方法。此技術於1947年由Holter首先運用於監測電活動的研究，所以又稱Holter監測。

與普通心電圖能記錄靜息狀態短暫僅數十次心動週期的波形相比，動態心電圖可連續記錄24小時心電活動，多達10萬次左右的心電信號，包括休息、活動、進餐、工作、學習、睡眠不同情況下的心電圖資料，擴大了心電圖臨床運用的範圍。

對於日常生活中時常出現心悸、胸悶、胸痛、頭昏或暈厥等疑似心臟疾病症狀，但常規心電圖又顯示不出異常，以及心肌缺血患者、服用抗心律失常、抗心肌缺血藥物和安裝了人工心律調節器的患者，動態心電圖的監測效果對於確診有著決定性的指導意義。

 心血管患者要進行的「跑步機」檢查是什麼？

「跑步機」屬於心電圖負荷試驗，是負荷試驗中最常用的一種。它是目前診斷冠心病常用的一種輔助手段。

當心絞痛發作時，心電圖可以記錄到心肌缺血的心電圖異常表現，但許多冠心病患者儘管冠狀動脈擴張的最大儲備能力已經下降，通常靜息狀態下冠狀動脈血流量仍可維持正常，無心肌缺血表現，心電圖可以完全正常。為揭示減少或相對固定的血流量，可通過運動或其他方法，給心臟以

負荷，誘發心肌缺血，進而證實心絞痛的存在。

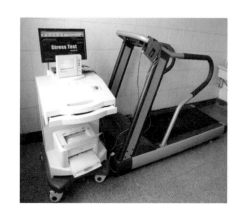 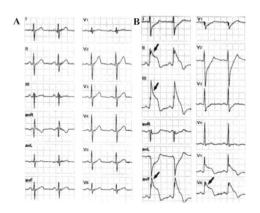

18 冠狀動脈 CT 檢查的是什麼？

　　冠狀動脈CT檢查是一種斷層檢查後重塑的血管檢查方法，利用多切面螺旋CT，可以評估冠狀動脈狹窄程度、鈣化程度分析、變異、血流重建效果等。冠狀動脈CT檢查可以顯示閉塞的軟組織影像，通常慢性閉塞內有極軟斑塊、纖維斑塊、鈣化斑塊、潰瘍等，它看到的是血管的管腔和管壁，最容易診斷出血管軟斑塊。

　　冠狀動脈CT檢查只是檢查手段，臨床上有多重冠心病危險因素的患者，或是臨床症狀或其他檢查懷疑有冠心病可能的人，介入或繞道術後療效評估的患者，可以選擇冠狀動脈CT檢查。

　　冠狀動脈CT檢查在檢查前需要在血管注入小劑量顯影劑，但易受患者心率影響，需要控制心率。一些患者檢查時容易興奮、激動、緊張，隨之心率增快，就不能很好地完成檢查。

⑲ 為什麼要做冠狀動脈造影檢查？

　　冠狀動脈造影是冠心病診斷的「金標準」，它的檢查結果可靠、準確率極高。並且，冠狀動脈造影屬於一個微創手術，一次創傷既可以診斷，又可以在確診為冠心病的同時馬上進行冠狀動脈球囊擴張、支架介入治療。

　　對於以下患者，都可以進行冠狀動脈造影：有冠心病高危險因素，經常出現胸痛、胸悶的中老年人；近1～2周內心絞痛發作頻繁，較輕的勞動便可誘發的穩定型心絞痛患者；沒有明顯誘因的不穩定心絞痛患者；有典型症狀的急性心肌梗塞患者；做過介入治療或已施行過冠狀動脈繞道術的患者。

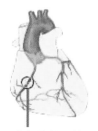

支架術後血管

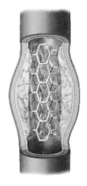

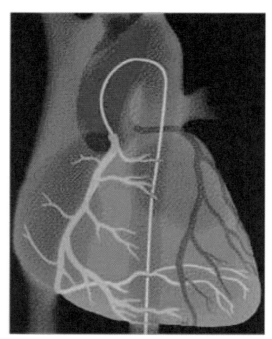

再次注入顯影劑顯示血管再通

冠狀動脈造影有副作用嗎？

　　雖然冠狀動脈造影創傷小，診斷率高，但是仍然有不少患者擔心，造影有沒有副作用呢？患者擔心的副作用有兩個，一個是輻射，另一個是顯影劑。其實冠狀動脈造影雖然需要在一定的輻射條件下進行，是有輻射的，但是造影時的輻射劑量較低，醫院也有必要的防護措施，不會對患者本人造成人身傷害。

　　第二關於顯影劑的問題，首先要明確告訴醫師你的疾病史，因為碘劑、麻醉劑過敏者，嚴重的肝、腎功能障礙者，發燒及感染性疾病患者，急性心肌炎患者，低血鉀症患者，不能控制的嚴重充血性心臟衰竭患者，凝血功能障礙患者，非常嚴重的多器官病變者是不能做冠狀動脈造影檢查的。

　　當然，更重要的是，雖然冠狀動脈造影本身的危險較小，但是如果患者高齡合併心肌梗塞、心功能不全、休克等，那麼冠狀動脈造影的風險就比較大，甚至有些患者會在做完造影後出現心房纖維顫動、出血等併發症，這就需要在做造影之前由主治醫生仔細評估病情。

 所有的胸痛都是冠心病嗎？

　　眾所周知，心絞痛是冠心病發作的典型表現，而心絞痛更多的表現為胸口痛。但所有的胸口痛都是冠心病嗎？

　　不一定。最典型的心絞痛表現為胸前區的疼痛，常常表現為悶痛、針紮似的、壓榨性疼痛，或者是胸骨後、咽喉部緊縮感，輕一點的患者甚至只有胸悶的感覺，通常疼痛持續時間不超過15分鐘。但是有些患者卻表現為胳膊痛、牙痛、後背痛，往往容易造成誤診，其實這幾種疼痛也被稱為心絞痛的非典型症狀。確定是否為心絞痛很簡單，看這幾種疼痛是否為固定的部位、固定的疼痛感，如果部位固定、疼痛感固定且有一定誘因，比

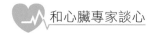

如運動後或者情緒激動後，那麼最好去諮詢醫生。如果疼痛部位不固定，或者與呼吸有關，那麼不一定是心絞痛。

 竇性心律不整與冠心病有關嗎？

　　心臟能規律地運動是因為有「最高司令長官」不停地發放命令，這個「長官」就是竇房結，由此形成的心律稱為竇性心律。

　　竇性心律不整可以分為兩種。最常見的是與呼吸有關的竇性心律不整，吸氣時心率增快，呼氣時心率減慢，屏住呼吸時心律不整消失或者變得不明顯。所以在做心電圖時，如果發現竇性心律不整，可以讓受檢者屏住呼吸再做心電圖，如此時心律整齊，則多屬於青少年的生理反應，隨著年齡的增長，可以變得不明顯，一般無需特殊治療。

　　但是，如果與呼吸無關的竇性心律不整，則是病理性表現，多見於冠心病、顱內壓增高、腦血管意外以及洋地黃、嗎啡等藥物的作用。這種情況需要治療。

 年輕人也會發生心肌梗塞嗎？

　　有這種可能。近年來，隨著生活方式的改變和社會競爭日趨激烈，冠心病的發病年齡明顯提前，逐漸有年輕化趨勢。年輕人工作及生活節奏較快，壓力相對較大，作息時間不規律，精力、體力被過度透支。

　　此外，隨著生活水準的提高，人們的飲食結構也發生了變化。目前中國的膳食結構中存在的顯著問題是，動物性食物及脂肪攝入量迅速增加，穀類食物攝入下降。動物性脂肪攝入過多會引起肥胖，與肥胖相關的慢性病開始威脅著人們的健康。

　　最近10多年來，中國18歲以上的居民因肥胖引起的高血壓患病率上升了31%。隨著生活的便利，人們日常的體力活動強度有所下降。靜態生活時間愈長，相應地超重或肥胖、高血壓、糖尿病和血脂異常等患病率也顯著增加，這些危險因素都會增加年輕人患冠心病的可能性。

24 如何預防心肌梗塞年輕化？

　　心肌梗塞雖然有年輕化的趨勢，但心肌梗塞一直都是可以預防的。首先是要注意天氣變化，防寒保暖，防止感冒，避免影響心肺功能；其次要合理安排工作和作息時間，不要熬夜，避免過度勞累；第三，三餐規律，避免暴飲暴食，適當控制脂肪和鹽的攝入量，多吃新鮮蔬菜水果，戒菸限酒；最後，積極關注身體的不適表現，比如頭暈、頭痛、心悸、胸悶等病痛發生時一定要多加注意，及時休息或者去看醫生。

25 如何預防更年期的冠心病？

　　冠心病是影響女性身體健康和死亡的重大疾病，女性冠心病多見於停經後的中老年人群。女性在停經期後，雌激素分泌減少，血液黏稠度增加，少了雌激素對心血管的保護，可導致體內脂質代謝發生紊亂，動脈粥狀硬化發生，增加冠心病發病機會。

　　如何預防更年期的冠心病？先從源頭入手，對引發冠心病的因素多加注意，比如肥胖、高血壓、糖尿病等。更年期婦女如果有發胖現象，應先將體重降下來，增加運動量，多進行一些放鬆身心的運動，比如太極拳、土風舞、散步等。其次要注意飲食清淡，避免重油重鹽，營養搭配均衡。此外，保持定期體檢的習慣，特別要注意檢查血壓、血脂、血糖，關注心血管系統的情況，做到早預防、早發現、早治療。

一旦中老年女性在日常生活中經常出現極度疲勞，無法完成日常工作、暈厥、心悸、暈倒、呼吸急促、胸疼或背部上半身感覺壓力等症狀，就應當引起重視，必要時候需要及時到醫院檢查就診。

26 在重大情感打擊下也容易患心臟病嗎？

失戀的人常説的一句話就是「心都碎了」，其實，失戀確實會引發一種少見的心臟病，稱為「心碎症候群」，即壓力性心肌病變。

在親人去世、吵架、生氣、車禍等重大的情感打擊下，人體內腎上腺素會在短時間內激增，這些激素抑制了心臟的心肌收縮功能，使一部分心肌進入「冬眠」狀態，也就是説，儘管這些心肌的心肌細胞是存活的，但發生了心肌靜止（冬眠化），心臟泵血功能降低，導致心臟功能降低，而這些「冬眠」的心肌細胞，大多可在2～4周後甦醒過來，重新恢復生機，恢復正常的心臟收縮功能。

壓力性心肌病變患者一般不會出現明顯的器質性病變，隨著時間的流逝，心理感情平靜了，就能完全恢復。但是，如果情緒長期無法調節，無法平靜，血管就會加劇痙攣，嚴重的還會導致心臟驟停、呼吸停止，甚至出現猝死。

27 突發急性心肌梗塞怎麼辦？

據統計，急性心肌梗塞導致死亡的患者中約50%是在發病後1小時內於院外猝死，因此，幫助急性心肌梗塞患者迅速轉送至醫院，以便儘快接受治療，這是急性心肌梗塞患者院前急救的首要任務。一旦發作心前區疼痛，即發生於前胸和左側乳房部位的疼痛，應立即採取以下措施：

① 撥打119急救電話，最好提出直接送至開展冠狀動脈介入治療的醫院接受治療。

② 讓患者立即停止目前從事的活動，安靜休息，避免刺激，恢復情緒並穩定狀態。

③ 半臥位休息，立即舌下含服硝酸甘油片（耐絞寧），如果症狀無緩解，5分鐘後可再次口服；如果給藥30分鐘之後仍然不能緩解，此時應當懷疑是心肌梗塞，立即給患者嚼服300毫克阿斯匹靈，起到抗血小板凝聚、防止血栓發展等作用，也為進一步冠狀動脈支架做好了準備。

④ 家庭有吸氧設備可進行吸氧，速度為每分鐘3～5升。

28 如何正確使用硝酸甘油？

① 硝酸甘油應當含著吃。當心臟發生不適的時候，患者應該迅速舌下含服硝酸甘油片。通常情況下3分鐘即可見效，5分鐘達到效應高峰。如果症狀加重，可以5分鐘後加服1片，但如果連服3片仍不見效，應儘快就醫。過量的硝酸甘油會導致低血壓，使患者昏迷。

② 硝酸甘油最好坐著或半躺著服用。硝酸甘油擴張血管的作用可以使靜脈容量明顯增加，如果患者此時站立，受重力作用驅使，大量血液囤積於下肢，容易造成腦部血流不足而引發「姿勢性低血壓」；而如果躺著吃藥，則可使回心血量增加，加重心臟負荷，影響藥效。因此，最好是坐著或半臥位服藥，服藥後記得保持原有姿勢15分鐘。

③ 硝酸甘油半年換一次。硝酸甘油有效期一般為1年，如反覆開蓋取藥，藥物受溫度、濕度和光線影響，其有效期一般只有3～6個月，所以最好3～6個月更換一次。

④ 硝酸甘油不要貼身保存。硝酸甘油需在20℃以下避光保存，而37℃的人體體溫會加速其有效成分的揮發，因此，若含在舌下沒有燒灼感，就意味著硝酸甘油失效了。

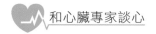

冠心病如何治療？

治療冠心病的目的主要是增加心肌供血，減少心肌耗氧量。常用的治療方法有：溶栓治療、藥物治療、介入治療、外科手術繞道。這四種方法也稱為冠心病治療的「四駕馬車」。

① 溶栓治療。就是用藥物的方法「融化」開血栓，這個方法簡便易行，任何醫院、任何醫師在經過基本的培訓後，都可以全天候給心肌梗塞患者提供溶栓治療。但也會存在溶栓後出血、溶栓失敗的風險。

② 藥物治療。通過藥物有效地抑制血小板的聚集，減少血栓的形成，預防冠心病及病情加重。醫師會根據患者的嚴重程度、胃部問題、出血風險等進行全面評估並制定治療方案。常用的藥物為阿斯匹靈。

③ 介入治療（Interventional treatment）。介入就是用支架「撐」開堵塞的血管。但介入治療需要由經長期訓練、有經驗的手術小組實施。

④ 外科手術繞道。即取一段自己身體其他部位的血管，一端接到主動脈根部，另一端躲過冠狀動脈狹窄部位連接到狹窄部位遠端、供血比較通暢的部位，繞過跨越病變的「道」一樣的供血通道，從而使血液繞過冠狀動脈狹窄部位處灌注到心肌。

冠心病患者治療過程中為什麼要服用阿斯匹靈或氯吡格雷*等抗凝藥？

冠心病患者局部和全身纖維蛋白溶解活性降低，血液呈現高凝血狀態。血液的這種狀態對冠心病最不利的影響就是會在血管內膜病變上或已有血小板血栓形成時促進血栓形成及延展，臨床表現為不穩定性心絞痛發病，甚至是急性心肌梗塞。因此，抗凝治療在冠心病治療中極為重要。

抗凝劑和血小板功能抑制藥能夠有效地預防和治療動脈血栓。心臟內的栓塞通常發生在已有炎症或已被損傷的心瓣膜、心肌梗塞區附近的心內

膜、已發生運動障礙或已擴大的心腔內以及人工瓣膜等部位。血栓局限於心臟時一般並無症狀，但栓子脫落到腦血管或體循環將會引起併發症。抗凝治療能夠有效地預防和治療心腔內血栓。

＊編按：氯吡格雷（Clopidogrel），一種抑制血小板凝聚的藥物

 31 冠心病患者服用阿斯匹靈應注意什麼？

從服用時間上看，早晨六點到八點這段時間人體血液黏稠度較高，血壓、心率水準也高，這段時間是心腦血管意外的高發時間。為達到治療和預防心腦血管疾病的目的，在早餐前後服用較為合適。

阿斯匹靈有兩種劑型，一個是普通片劑，一個是腸溶片。普通片劑對胃腸道刺激較大；腸溶片僅在小腸內緩慢釋放，可有效減少對胃腸道的刺激。因此吃阿斯匹靈之前先看看劑型，如果是普通片劑，最好餐後服用，如果是腸溶片則應當餐前服用。

阿斯匹靈容易引起患者消化道出血或胃炎。另外，老年患者血管彈性不良，部分老年人出現血管硬化，出血率更高於青年患者。因而，服用期間需注意大便顏色，如有黑便，要及時做大便潛血檢驗。

 32 冠心病患者輸液時應注意什麼？

當冠心病患者進行輸液時，靜脈點滴的速度是要嚴格控制的，絕對不能自行調快，不然會出現心悸、頭暈，甚至更嚴重的後果。

一般情況下，如果患者有心臟病或肺部疾患，輸液速度宜慢，一般30～40滴/分鐘，以免過快加重心臟負荷，而出現心臟衰竭或肺水腫。

需要注意的是，不同的藥物點滴速度不同。如硝酸酯類，常用的有硝酸甘油、單硝酸異山梨酯，一般濃度下常以8滴/分鐘、10滴/分鐘、15滴/分

鐘等速度進行點滴。若速度過快，單位時間內進入體內的藥物劑量過多、過大，則會引起搏動性頭痛、顏面潮紅、血壓下降、心率加快等不良反應。個別對此類藥物敏感的人，即使在正常劑量下也會出現此種反應，更須警惕。再如亞硝基鐵氧化鈉，也需嚴格控制滴速，根據患者血壓情況調節，過快可使血壓急劇下降。

 冠心病患者為什麼不能擅自停用降血脂藥？

　　不少冠心病患者檢查血脂正常後就會私自把降脂藥停了，其實這樣是不對的。因為，冠心病主要就是由於冠狀動脈粥狀硬化狹窄引起的心肌供血不足，而動脈硬化主要就是由於高血脂症引起的血脂沉積於動脈內膜下形成的，更重要的是，粥狀斑塊破裂是導致血管阻塞的原因，而降低血脂不僅可以抑制斑塊的生長，還可以防止斑塊破裂。一旦停止服用降脂藥，不能抑制斑塊的生長，斑塊中的脂肪愈來愈多，斑塊愈長愈大，就容易導致斑塊破裂，誘發急性血栓、堵塞冠狀動脈，發生心肌梗塞。

　　因此，明確有冠心病，尤其是發生過不穩定心絞痛、心肌梗塞的患者，或者伴有糖尿病的患者，都應該遵醫囑堅持服用降脂藥。

 治療冠心病為什麼要戒菸？

　　冠心病的治療與患者的日常生活習慣息息相關。

　　冠心病患者一定要戒菸。這是因為吸菸可導致腎上腺素和去甲基腎上腺素的分泌增加，使心跳加快、血壓升高。吸菸會引起血管收縮或痙攣，血流阻力增大，造成血管壁的損傷，使血小板釋放和聚集，血液黏度增

加，加速心、腦、腎等全身器官動脈粥狀硬化，還能夠降低脂蛋白，促使血栓形成，增加冠狀動脈堵塞的風險。

也就是說，吸菸不但可以導致冠心病的發生，而且還可以加重冠心病的病情。所以在冠心病的治療中，一定要戒菸，這樣才能讓治療更好地進行下去。

 冠心病治療中，溶栓和支架哪種方法更好？

溶栓即在急性心肌梗塞的早期使用具有溶解血栓作用的藥物，將血栓溶解，使冠狀動脈再通暢，使心肌重新得到血液灌注。通常在醫院內進行，在救護車中也可進行，使用地點不受限制。溶栓治療成功的患者，胸痛症狀迅速減輕或消失，心電圖好轉，心功能恢復過程加快，心肌梗塞範圍明顯縮小。

支架是在X光指導下，通過體外操作各種心導管而實施冠心病診斷與治療的一種微創性技術。僅需要局部麻醉，不需要開胸手術和全身麻醉，患者痛苦小、風險小、術後恢復快。在某些緊急情況下（如急性心肌梗塞）能迅速到達並開通引起心肌梗塞的閉塞血管，大大提升急性心肌梗塞患者的搶救成功率及遠期生活品質。

如果是心肌梗塞急性期，出現了大面積心肌梗塞、休克，或者生命體徵不穩定的時候，最好急診放支架。如果所在區域沒有條件放支架，可以考慮溶栓治療，但藥物溶栓速度要快，愈快愈好。一般認為如果心肌梗塞已經超過6小時，則溶栓效果較差，同時要密切關注溶栓帶來的出血等併發症。

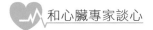

冠心病治療中，支架和繞道有什麼區別？

　　之前說過冠心病就好比供應心臟血液的水管堵塞，想要疏通有兩個辦法：一個是放進去支架把堵的地方撐起來，另一個就是越過堵的地方，重新換一條管道。

　　繞道手術就是醫師通過開胸的方法，使用患者身上的血管在心臟表面「另闢道路」，「道路」的一端縫合在冠狀動脈上，繞開阻塞部分，另一端縫合在主動脈上。血液從主動脈通過所開的「道」到冠狀動脈，為狹窄的心臟遠端提供血液供應。

　　支架手術就是在患者的大腿根或者手腕上切一個小口，然後通過血管穿刺技術，把心臟支架放入冠狀動脈，然後在合適的位置把它釋放出來，撐起狹窄的血管，從而恢復冠狀動脈的血液供應。

　　無論是繞道手術，還是支架手術，均可以達到改善症狀的目的。繞道手術需要體外循環，創傷較大，恢復較慢，對高齡患者或者合併其他器官問題的時候，存在出現併發症的可能性。支架手術創傷小，往往植入支架第二天/第三天就可出院，但費用高昂。有一定比例的患者在實施支架手術後血管仍然可能會再次阻塞。

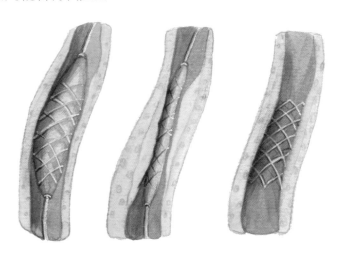

支架手術前需要做哪些準備？

患者手術前需要做好心理和生理兩方面準備。

首先在醫生術前談話時，要明白經皮冠狀動脈介入治療（PCI，俗稱放支架）的必要性，如果有疑問一定要與醫生溝通，從心理上做好準備。其次，術前醫生會做顯影劑的過敏試驗，應做好穿刺部位的皮膚準備；患者術前6小時要禁食禁水，但可以口服常規用藥；做深吸氣、憋氣和咳嗽動作訓練，因為術中醫生可能會囑咐做相關動作；股動脈穿刺時，因術後要平臥8～24小時，術前要行平臥位排尿訓練。

對於糖尿病患者應控制血糖，PCI術前後暫時停用二甲雙胍；疑有冠狀動脈痙攣者，術前2～3天服用鈣離子拮抗劑和或硝酸酯類藥物；如合併腎功能不全的患者，醫生會根據情況在術前進行水化治療。

中國產支架和進口支架有什麼區別？

就目前的技術而言，中國產支架與進口支架沒有什麼區別。從目前的臨床數據上來看，中國產支架的效果並不比國際上的主流支架差。就臨床上的使用量來看，中國產支架的使用量已經超過進口支架，而且價格更便宜，甚至可以通過醫療保險報銷。

患者可以根據自己的實際情況，決定選擇什麼支架。

支架可以用多少年？

目前，支架沒有「使用期」或「壽命」的限制，也可以說使用期是終生的。

支架多使用的是醫用金屬材料，支架在釋放前，是包繞在特殊的球囊上，在釋放過程中，需要使用較大的張力打開球囊，使支架與血管壁緊密結合並鑲入血管壁，支架植入體內後，一般1年之內就會被血管內膜完全覆蓋，成為正常血管的一部分，所以心臟支架在體內是終生的，並且是安全的。

 ## 40 為什麼支架安放後半年需要進行複檢？

安放支架後需要及時複檢，一般安放後半年複檢一次。這是因為支架術後半年內可能存在再狹窄問題，通過複檢，檢查是否發生再狹窄問題。

支架術後，應按照醫囑正確長期服藥，科學保養，以減少和預防心臟不良事件發生。

 ## 41 支架術後能取出支架嗎？

支架手術時，醫生先將極細的導管通過血管伸到動脈狹窄的部位。然後，用一個球囊將狹窄部位撐開（球囊擴張）。最後，將動脈支架撐在已被擴張的動脈狹窄處，防止其回縮。退出所有的導管後，動脈支架就留在了已經被擴張的動脈狹窄處。

因此，支架放入體內，就像射入牆內的膨脹螺栓，置入後是不能取出來的。因為，支架對血管有很大的支撐作用，並且血管內皮會對支架進行覆蓋，使之逐漸與血管融為一體，所以一旦置入冠狀動脈內，是不能取出來的。

但是，如果支架術後半年內出現支架內再狹窄的問題，可以採用支架內球囊擴張（即重新擴張）、再狹窄處再次植入塗藥支架（即支架套支架）、冠狀動脈繞道術等方式，如果狹窄不嚴重者可行藥物治療。

放入的支架會隨血液在血管中移動嗎？

這種擔心是沒有必要的。

支架在植入的過程中會有脫落的風險，主要是由於血管的彎曲、病變部位鈣化嚴重等所致，但這項技術目前很成熟，出現這種脫落的可能性不是很大。

支架成功植入血管後，一般經過4周左右的時間，支架表面就會被新生內膜完全覆蓋而融入血管，從而作為血管壁的一部分，起到支撐作用，不會再發生脫落、移動。即使參加運動、行心肺復甦術、電擊除顫也不會導致其移動、脫落。目前沒有發現支架與人體存在明顯的排斥反應。

 支架手術中患者會很痛苦嗎？

支架手術是個微創介入小手術，患者僅在穿刺點局部麻醉時會感覺到局部注射麻藥的輕微疼痛。整個手術過程患者都是清醒的，不會有太大的痛苦。部分患者可以感到穿刺處有疼痛、麻木和酸脹感，但都不劇烈，都能忍受，大部分患者沒有不適感。但在球囊擴張或支架釋放時，因短暫阻斷血流，少數患者可有像平時發作心絞痛那樣的胸悶、胸脹或疼痛，但時間很短，在球囊排氣後，不適症狀就會消失。個別情況下，放置支架擠壓分支小血管，或者放完支架後血流偏慢，患者胸悶、胸痛時間要長一些。如果感覺到疼痛，應該立即告訴醫生，不用擔心，醫生會採取相應措施治療。有時，術中醫生會在冠狀動脈內應用硝酸甘油，有些患者會感到輕微頭脹。

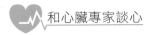

支架術後應該如何護理？

支架術後患者需要回到病房觀察，並進行心電監測、靜脈輸液等措施。術後即可進食，多吃富含纖維素、維生素的蔬菜水果，24小時內儘量不吃高蛋白飲食，不宜過飽，適量飲水，以利於顯影劑的排出，一般術後24小時飲水量為1500～2000毫升，術後2小時內尿量最好能達到800毫升。

根據病情決定鞘管拔除時間，鞘管拔除後醫生將會壓迫穿刺部位，然後會用一塊敷料或彈性繃帶包紮在穿刺部位，有助於動脈穿刺口閉合，平臥8～24小時，儘量不要彎曲和移動該側大腿，以免穿刺處出血。對於病情輕的患者，醫生會使用血管縫合器使穿刺動脈癒合，使用此方法的患者幾小時後就可以坐起並下床行走。如採用橈動脈穿刺，術後應抬高前臂，一般6小時可解除加壓繃帶。

術後穿刺部位也許會有點痛，要注意觀察穿刺部位皮膚顏色、溫度、感覺的改變，是否有劇烈疼痛，有無滲血和血腫。如果出現嚴重的腫痛要告訴醫生。術後一定要遵醫囑按時服用藥物，不要擅自增減藥量，術後1～2天不要拿重東西或進行重體力勞動。

安好支架就可以萬事無憂了嗎？

支架治療確實能減少甚至緩解患者心絞痛發作，提高患者生活品質，幫助受心絞痛困擾的患者解除病痛。但支架只能改善放置部位的病變血管狹窄問題，只是把斑塊「擠」在支架之外，而不是把血管斑塊「割」出來，並不能徹底改變血管腔的狹窄病因。並且，支架過程中不可避免地對血管內皮有輕微的損傷，損傷內皮的同時可啟動機體的凝血系統，可能會引發支架置入後產生血栓的問題。

　　同時，放置藥物塗層支架在減少支架內再狹窄的同時，也增加了血栓出現的風險，所以，後續抗栓治療仍然是少不了的。況且支架只能預防支架植入處的再狹窄，也就是僅解決了一小段血管的問題，如果高血壓、高血脂、高血糖等危險因素仍然存在，仍會對血管內壁造成損傷，支架植入以外的冠狀動脈也可能發生病變。就如同被阻塞的下水道，疏通只能解燃眉之急，合理保養、避免過多沉積才是解決問題的根本。因此，支架治療後並非萬事無憂，還是存在發生冠心病的可能，支架術後的治療和生活方式調養應該引起重視。

 安放的支架是愈多愈好嗎？

　　支架並非愈多愈好，不是每個冠心病患者都適合使用心臟支架，具體支架的個數需要根據患者的病情來評估判斷。根據治療規範，患者有急性心肌梗塞等相應的臨床症狀；心臟血管堵塞75%以上；中到重度穩定性心絞痛或不穩定性心絞痛患者，對藥物的反應不理想患者，適合採用心臟支架手術。

　　即便是上述適宜安放支架的患者，支架置入也需要經過醫生評估，比如患者的年齡、身體狀況，以及血管狹窄部位是血管系統的主幹道，還是枝枝杈杈，或是末梢；有無心絞痛症狀，症狀的輕重程度，症狀可否用藥物控制；無創功能評估，如負荷超音波式醫療檢查，有無心肌缺血，心肌缺血的範圍大小等。

什麼是塗藥支架？

　　塗藥支架就是在金屬裸支架外面塗了一層藥物，而藥物的釋放能抑制不正常細胞的生長，現代技術的塗藥支架以鈷鉻合金或鉑鉻合金為支架平臺，使支架壁更薄更柔韌，能夠更好地貼合血管壁，以可降解的高分子聚合物配合新型藥物依維莫司（Everolimus）為塗層，引導血管重塑，進一步降低了支架內血栓和再狹窄的發生率。

　　但是塗藥支架也存在晚期血管內血栓形成、支架貼壁不良等問題，因此，選擇用金屬裸支架或塗藥支架還是應根據實際病情來確定。

48 安放支架後，還需要服用哪些藥物？

　　支架術後還是需要持續進行藥物治療的。術後需要服用的藥物大致有以下幾種。

①抗血小板藥物。主要有阿斯匹靈和氯吡格雷。

②他汀類（Statins）調血脂藥物。控制血脂水準，延緩冠狀動脈斑塊的進展。常用的有辛伐他汀、普伐他汀、氟伐他汀、阿托伐他汀、瑞舒伐他汀等。

③β受體阻滯劑。降低心臟心肌耗氧，一般休息時將心率控制在60次/分左右為宜。常用藥物有：美托洛爾、比索洛爾、卡維地洛等。

④硝酸酯類藥物。緩解和預防心絞痛發作的常用藥物，支架植入術有時只解決主要問題或大血管病變，術後可能仍會有心肌缺血發作，此時服用硝酸酯類藥物可減少心肌缺血的發生。

裝好支架後能不能做拔牙或外科手術？

　　裝完支架後患者還需要長時間服用抗血小板的藥物來防止血液聚集，此時如果需要拔牙或者施行外科手術是需要向心外科醫師進行諮詢的。

　　因為，支架術後短期內停止服用抗血小板藥物將會明顯增加支架內血栓形成的風險；並且外科手術本身可引起患者緊張情緒，導致交感神經興奮，引起血液凝固甚至冠狀動脈痙攣。故而，支架術後短期內需要手術治療或者拔牙時，應權衡血栓、出血以及手術獲益等方面，並且應在支架手術醫師指導下了解是否能進行手術治療。

　　一般來說，擇期手術建議在延期至PCI術後1年以上，術前在專科醫師指導下停用抗血小板藥物1周後方可手術。但如果是限期手術或急症手術，應在專科醫師調整用藥的情況下進行必要的手術，術中、術後注意要嚴密觀察。

 繞道手術前有什麼需要準備的？

　　繞道手術是目前國際上公認的治療冠狀動脈狹窄、心肌缺血最有效的方法之一，術前需做好以下準備。

① 完善術前檢查。做冠狀動脈造影，確認冠狀動脈狹窄的部位和程度，決定繞道的數目和準確位置；做心電圖、心臟超音波、呼吸功能、肝腎功能等常規檢查，了解全身各臟器功能狀況；既往有心肌壞死特別是大面積壞死的患者，術前可能還需要做心肌存活評估實驗，以決定心臟繞道的意義。

②按時服用藥物，控制病情。有嚴重的心室性心律失常、消化道潰瘍、肝腎功能不全者，應在藥物治療好轉後再接受手術。

③合理飲食，控制血壓、血脂、血糖及體重，會對術後的恢復有所幫助。

④預防感冒、控制感染。

⑤術前禁菸至少兩個月，並練習腹式呼吸及有效的排痰技巧。

⑥確定手術日期後，服從醫生的安排停用抗凝藥物。

⑦練習床上大小便。

⑧放鬆心態，避免精神過度緊張，可以適當使用安定類藥物，保證良好的睡眠。

 ## 51 為什麼繞道手術前患者應先練咳嗽？

　　為了減少術後肺部感染、傷口癒合不良等併發症的發生，掌握正確的咳嗽與咳痰方法非常重要，應該在術前反復練習：先深吸一口氣憋住，然後張嘴用力咳嗽，讓氣流把痰液沖出。咳嗽時要將雙手捂在前胸，雙上臂夾緊胸廓，咳嗽的同時胳膊用力夾緊，避免咳嗽時起伏太大。或者咳嗽時抱一個小枕頭，在胸口處適當加壓可以減輕咳嗽動作對胸部切口的衝擊。

　　術後使用胸帶可避免在咳嗽時胸廓起伏太大而影響胸骨癒合，還可以減輕傷口因活動引起的疼痛，有利於傷口癒合。

 ## 52 繞道手術中選用哪個地方的血管？

　　理想的血管材料首先應當滿足的條件是容易獲取，且對被取部位的結構和功能不會產生明顯影響，還要有足夠的長度（足以達到冠狀動脈目標血

管）；其次，要注意的是血管應不易發生痙攣，自身有一定的壓力承受能力，不易在術後出現纖維化、鈣化和粥狀硬化，能保持良好的遠期通暢率。

　　繞道所用的血管通常為從雙下肢取得的大隱靜脈，也可以是從胸壁內側獲得的動脈，還可以是橈動脈，且橈動脈特別適用於二次冠狀動脈繞道手術的患者，但是具體用哪裡的血管，醫生還是會根據冠狀動脈病變的特點以及患者的情況來決定。

Q53 使用腿上的血管做繞道會影響下肢運動嗎？

　　繞道所用腿上的血管就是指大隱靜脈，是人體最長的淺靜脈，自腳踝處延伸至大腿根部。由於其彎曲度小，具有足夠的長度，血管口徑與冠狀動脈比較匹配，是冠狀動脈繞道手術中最為常用的「道」血管材料之一。人體的下肢有深靜脈和淺靜脈兩套靜脈回流系統。取出淺靜脈即大隱靜脈，一套回流系統就沒有了，勢必會造成靜脈回流障礙。但是深淺兩套靜脈回流系統之間有較為豐富的交通側枝，經過術後足夠長時間的恢復，可以通過側支循環保證回流，而且手術沒有累及到下肢的肌肉及神經，不會影響下肢的運動功能。

　　但的確有個別患者深部靜脈系統功能無法完全代償，患者長期下肢腫脹。這種情況下，患者術後初期可在床上練習空中踩單車動作，促進回流，儘早下床活動，休息和坐位時要抬高患肢，高於心臟平面。康復後期可穿醫用彈力襪或者綁繃帶，促進下肢血液回流，減少體液在下肢的聚集滯留，從而減輕腿部的不適或腫脹。

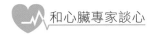

Q54 使用胳膊上的血管做繞道會影響手指的精細運動嗎？

胳膊上的血液供應有橈動脈和尺動脈，做繞道手術通常取橈動脈，橈動脈長度為14～22釐米，屬於體循環的耐壓力血管，為二級動脈，口徑接近冠狀動脈，可以與任何冠狀動脈分支吻合，術後患者即可自行步行回病房，偶爾會發生出血、血腫等併發症，極個別化患者可發生腔室症候群、手臂神經損傷等嚴重併發症，少部分人術後可能出現握力減低、感覺障礙，但隨著功能鍛煉和水腫消散，手臂功能可以逐漸恢復正常。但對於鋼琴家、畫家等對手的功能要求較高的人還是要慎重選擇。

Q55 做過繞道還能二次繞道嗎？

二次繞道和初次繞道需要考慮的問題是一樣的，都要考慮繞道血管取材、年齡和手術風險綜合評估等。二次繞道首先要考慮患者的自身情況，只有年紀不太大、目標血管條件比較好、心臟功能不錯、繞道血管材料也足夠多的患者，才能考慮再次手術。如果是70歲做了初次繞道，到80歲血管再狹窄了，考慮到患者的活動能力、活動需求和活動範圍有所降低，以及高齡患者手術風險的增加，就不建議患者再次手術。對於年輕的患者，如果目標血管情況很糟糕，有大範圍的病變或狹窄，做二次繞道會很受限制，一是成功率不高，二是長遠效果不好。

此外，繞道血管材料是否充分也很重要。如果患者的血管條件不錯，有可選的大隱靜脈，加上乳內動脈和橈動脈，往往可以支援二次繞道所需的血管材料。但臨床上，很多患者有糖尿病、靜脈曲張，血管條件不好，能作為繞道血管的部分很少，這樣是無法做二次繞道的。

繞道手術效果能維持多久？

繞道手術的「壽命」取決於很多因素，首先是患者自身的血管條件，如果用的是乳內動脈，10年通暢率在90%以上，一般可以保持12～15年的時間；如果用的是大隱靜脈，5年通暢率為80%～90%，10年通暢率為60%～70%，一般6～8年後，血管條件會出現衰退；而橈動脈一般不作為首選的血管。

其次是患者術後的自我管理程度，是否有規律追蹤、規律用藥、規律飲食、規律運動，如果術後控制得好，血管保持通暢的時間就比較長，患者再發病的風險也會降低；但如果患者在術後沒有很好地服用抗凝藥，或者身體對抗凝藥有抵抗，用藥後不能產生理想的效果，再加上有抽菸、酗酒、高鹽高脂飲食等不良生活習慣，繞道手術的「壽命」就會大打折扣。

 繞道手術後在加護病房（ICU）怎麼配合治療？

繞道手術結束後，患者會被送到ICU度過術後初期，由於採用全身麻醉，患者一開始自主呼吸功能還沒有完全恢復，需要呼吸器幫助呼吸。嘴裡有一根「氣管插管」，會感覺很不舒服，但大多數都是可以耐受的。術後初期患者不能自行排尿，尿道裡會留置一根導尿管，用來引流產生的尿液。此外，患者身上會有很多導線和管子連接著不同的儀器設備，手腳會被不同程度約束，護士通過這些儀器監測生命體徵，所以患者清醒後感到無法說話、動不了是正常的，只需要配合護士的指令完成動作（例如：點頭、搖頭、握手、抬腿等），以便讓護士對患者的意識狀況做出準確的判斷。隨著病情的穩定，身上的各種管子和導線會被逐一拔除。

術後常規管道包括：深靜脈管道-輸液、輸血；氣管插管-連接呼吸器，輔助呼吸；橈動脈或股動脈穿刺針-測量中心血壓；尿管-排尿；引流管-排出體內廢液。監測用管線：心電監測導線-監測心率；袖帶-測四肢血壓。

繞道術後傷口疼怎麼辦？

心臟手術傷口大，疼痛是必然的，一般傷口的恢復需要6周，胸骨完全癒合需要3個月。術後會適當使用鎮痛藥物，患者要儘量放鬆，深呼吸或在護士的協助下適當變換體位，儘早下床活動，不要將注意力總是集中在疼痛上。

傷口疼痛通常會持續一到兩周，周身關節肌肉的酸痛大約會持續3個月。早期的疼痛可適當應用鎮痛藥物，不建議連續長時間服用鎮痛藥物。

 繞道手術為什麼需要拍背、咳嗽？

心臟外科手術通常是在全身麻醉下進行的，整個手術過程以及術後恢復過程中需要氣管插管和呼吸器，這個過程會導致氣管內分泌物的增多；體外循環、藥物、心功能等對肺的影響，都會不同程度地促進肺、氣管內的分泌物的增多，尤其是術前吸菸的患者，痰液量會明顯增多。這些痰液如果不能及時排出，將導致部分肺泡組織被堵塞，這種情況稱之為「肺塌陷」。肺塌陷在影響人體氧合的同時（即導致患者缺氧），會大大增加肺部感染的風險，因此術後拍背、咳痰，對預防肺塌陷、肺部感染有非常重要的作用。即使是沒有痰，拍背、咳嗽也有助於預防肺塌陷的發生，有利於肺功能的恢復。術後拍背、咳痰不可避免會導致切口的疼痛，但通常這種疼痛是可以接受。

繞道術後第一次下床活動應該注意哪些問題？

術後第一次下床活動之前，需要在病床邊坐位適應一會，不要由平臥直接過渡到下床，以免引起頭暈、心悸等不適。第一次下床活動，不宜走出病房，僅需要在床邊站立或者在家人的攙扶下沿床邊慢步行走，持續時間不宜過長，一般5～10分鐘即可。若有不適，需要及時坐下休息或臥床。如果患者感覺良好，可以到病房走廊行走，如果是去廁所，必須要有家人陪護。另外，患者下床前需要檢查與身體相連的各類管道和導線，尤其是心律調節器導線，切勿牽拉。心律調節器一定要保護好，避免摔碰損壞，有的患者術後初期心率完全由心律調節器起搏，一旦損壞將發生嚴重後果。

 繞道術後發燒怎麼辦？

手術後短時間內會有發燒，這是身體對於侵入性手術的壓力反應，一般在38℃左右，屬於身體的正常反應，不必緊張，正常情況術後會應用抗生素預防感染，體溫在39℃以下時只需用物理方法降溫，比如頭枕冰袋、溫水擦浴等，一般不需藥物干預。如果術後4～5天仍然高燒，血液像也偏高的話，提示有感染徵象，醫師會根據病情調整用藥。

 繞道術後為什麼會嗓子疼？

因為氣管插管的材質偏硬，起固定作用的球囊直徑為2～3釐米，會造成喉頭充血、水腫，所以術後初期會感覺嗓子疼，這時不能喝大量的水，以免加重心臟負擔，可以含一些潤喉的糖或含片來緩解疼痛，不用過於緊張。3～4天后，水腫消退，疼痛就會緩解。

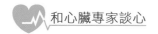

 繞道術後回到病房（圍術期*）應當注意什麼？

首先要注意避免情緒激動，儘量減少人員探視，靜心休養。術後身體虛弱，合理飲食很重要，需要增加蛋白質和維生素的攝入，如瘦肉、魚、雞蛋、水果、蔬菜等；每餐不可過飽，可以少量多餐，以免加重心臟負擔。

適當運動是必需的，術後初期不能下床時需在床上活動：翻身、坐起、拍背、活動手腳等，可以預防壓瘡（褥瘡）及肺部、消化道等器官併發症的發生，促進心功能恢復。病情允許後可儘早下床活動，先在床周圍站立，逐漸擴大範圍慢走，以不感到疲勞為度。

一般術後一周拆線，切口護理注意早期勿清洗切口，保持切口清潔乾燥。

為了預防術後肺部感染及肺塌陷、低血氧症，需要主動或在醫護人員的幫助下被動體療，包括：坐起拍背、咳痰、肢體運動等。

＊編按：圍術期（Perioperative period）指確定手術治療開始，到術後的護理結束為止。

 繞道術後，尿管和氣管插管什麼時候可以拔？

待術後患者完全清醒、呼吸平穩、循環穩定、各項化驗指數都正常後，護士會將氣管插管拔除。在此期間，患者千萬不可亂扭亂動，不要緊咬管子或往外吐管子，更不可強行拉拽管道，這些行為會使拔管時間推後。氣管插管拔除後不要馬上飲水或吃東西，因為這時胃腸道的蠕動還沒有完全恢復，此時飲水或進食會引起噁心嘔吐，甚至吸入性肺炎，一般4～6小時後就可以飲水或進食了。

尿管保留期間，尿液會自動從尿管排出，護士可以通過觀察患者的尿量、尿色對其心功能及循環情況做出評估，便於醫生治療，待病情穩定後，經過3～4次夾閉鍛煉，護士會拔出尿管。

65 繞道術後，什麼時候可以洗澡？

如果傷口已癒合，可以開始洗澡，一般在術後2周以後，這時候胸部切口上的結痂已經褪除，切口沒有紅腫、滲液，即可洗澡淋浴。在醫生沒有允許之前不要在浴缸、游泳池中直接浸泡傷口。

水溫最好不要太熱，過熱的水容易引起頭暈，並且要避免直接用高速的水流噴灑在傷口上。不要摩擦傷口，清潔傷口時要使用中性肥皂，動作輕柔，然後用乾毛巾輕輕沾乾傷口。這也是檢查傷口變化的一個較好的時間，如有紅腫、滲出情況，及時和醫生取得聯繫。

繞道的患者腿部傷口可能恢復較慢，一般術後 3～4 周結痂才能退去，有的時間還長，淋浴時應採取措施保護切口，避免浸泡。若切口仍有滲液、紅腫、結痂未褪掉，請不要洗澡，以免感染，並及時與醫師聯繫或複診。

66 繞道術後初期，在家護理需要注意什麼？

術後應保持良好的心態，有規律地安排作息時間；均衡飲食，將血壓、血脂、血糖及體重儘量控制在正常範圍，經常測量並記錄，複檢時可供醫生參考；戒菸限酒，預防感冒；遵醫囑按時服用各種藥物；胸骨的癒合一般需要3個月，在此期間，不要抬舉重物；術後3個月之內不宜同房。

術後初期，要適當增加營養，多吃水果，不能一味進補，體重增長過多不利於術後恢復。總的飲食原則是低鹽、低脂、清淡飲食。多吃新鮮蔬菜水果、粗糧、豆製品、魚類、植物油等；少吃肥肉、動物內臟，每日鹽攝入量<6克，少吃或不吃醃製食品，避免加重心臟負擔。

術後回到家的頭幾周內，身體的抵抗力還比較低，應儘量避免吵鬧，避免與有感冒、咽痛和其他感染徵象的人接觸，如果在此期間感冒，會加

重傷口局部的疼痛。在身體完全恢復之前，應該儘量避免探視或參加其他各種類型的聚會。

 繞道手術出院後什麼時候複檢？

做完手術後，醫生會給患者一份明確的追蹤指南，一般在術後1、3、6、12個月要去醫院複檢，之後每半年到1年複檢一次就好。包括血液常規、胸部X光片、心臟超音波、心電圖等，在患者當地醫院檢查就可以，如有異常情況，可向手術醫生諮詢。

如果您出現以下情況時要立即就醫：①出現新的心絞痛症狀；②傷口紅腫或有分泌物流出；③不明原因的發燒；④有明顯心悸氣短，並有浮腫；⑤咳泡沫狀血痰；⑥有皮下出血、血尿等出血傾向；⑦鞏膜及周身皮膚出現黃疸；⑧出現新的心律不整等。

 繞道術後，如何鍛煉？

術後在自己能力的範圍內適當活動，有助於早日康復。患者胸部切口癒合後，就可以逐步恢復運動，最初可以在室內走動，走動時要扶著東西，感覺到可以支撐身體而無需攙扶時，可以開始散步，這個方法可以改善血液循環，增加肌肉力量和骨骼強度。散步的速度、步伐以感覺舒適為標準。可以每天3次，每次5分鐘。之後可以逐漸增加散步的時間和距離，加快步伐，以增加心率和呼吸頻率，仍以自己能夠耐受為準。

等身體逐漸恢復並適應之後，可以慢慢地上樓梯，上小山坡。在運動和鍛煉的過程中，如果出現胸痛，應立即停止，出現氣短、哮喘和疲勞，

也應立刻停止，如果這些症狀消失了，可以較慢地繼續活動，然後逐日增加。活動時會感到自己的心臟跳動非常強，但只要心跳規律、不特別快，就是正常的。如果感到心臟突然失控或跳數過快，感到輕度頭暈、乏力、脈搏不規則等情況，立即與醫生聯繫。

此外，術後3個月以內，胸骨還沒完全長好，應避免上肢較劇烈的運動或負重，比如搬椅子、抬重物等。

 ## 繞道術後，什麼時候可以恢復工作？

心臟繞道手術是比較大的手術，一般需要3個月才能完全康復，康復後一般生活可以自理，但不能疲勞，所以是不能幹重活的。繞道術後，準備恢復工作之前最好先到醫院複檢一下，由醫生評定後再開始工作，應該循序漸進增加工作量，以無心悸氣短為度，從能承受的較輕工作開始，逐步向正常工作過渡。切忌突然增加工作量，造成心功能受損。

儘量選擇低強度、壓力小的工作。不適合從事重體力勞動、精神過度緊張的工作、競爭性強的工作、高空或高速作業及作息不規律的工作。

 ## 心臟手術後能坐飛機嗎？

冠狀動脈繞道手術後一般7天左右，複檢結果沒有問題就可以出院了，但不建議外地患者出院後馬上起程回家，尤其是路途遙遠的，一般建議在醫院附近住幾天，適應一下再走。出行的交通工具可以是汽車、火車，如果旅途時間長，可以選擇平躺的旅行車或火車臥鋪。

患者完全康復後，坐飛機肯定沒有問題。但如果是剛出院的患者不建議馬上坐飛機，因為飛機起飛和降落的過程以及飛機遇到氣流發生顛簸的情況都會讓患者產生比較大的反應和不適，因此，不建議剛出院時選擇乘坐飛機。

如果是支架手術或者安裝了心律調節器的患者，需要在過安檢前向工作人員說明，或者提前準備好醫院的證明，讓機場人員使用特殊的安檢方式進行安全檢查。

(71) 冠心病患者能不能去海拔較高、空氣含氧量較低的地方？

正常人到了海拔較高，空氣含氧量較低的地方，會感覺到氣急、胸悶，出現所謂的「高原反應」（高山症）。在高原反應下，心率會加快，皮膚及腎臟的血管收縮，心腦血管擴張，以保證重要臟器的血液供應。同時，體內缺氧會刺激紅血球生成素生成，促進骨髓紅血球系統增生，以增強血液攜氧能力，但是紅血球數增加會導致血液黏稠度增加，進一步加重心臟負荷，腎素-血管緊張素-醛固酮系統活性增強，血壓升高。冠心病患者如果進入海拔較高、空氣含氧量較低的地方，出現心血管病事件的風險可能更大。

因此，冠心病、高血壓患者切勿盲目進入海拔較高、空氣含氧量較低的地方，如果血壓一直控制得比較理想，冠心病經過系統治療，最近3個月內沒有心絞痛發作，內心又十分嚮往，可以在做好充分準備的前提下謹慎嘗試。

如在途中出現不良反應，原地觀察症狀，如不緩解或者有加重的趨勢，應立即下山。

睡覺打呼嚕會影響心臟健康嗎？

　　打呼嚕的主要原因是各種原因引起的呼吸通道狹窄，如果沒有出現呼吸暫停、低通氣或者低血氧症，一般不會增加心臟病的風險。但是，一旦氣道狹窄到比較嚴重的程度甚至完全阻塞時，就會影響到呼吸氣流量，睡眠過程中反復發生氣道阻塞，不能正常呼吸，出現低通氣、低血氧症時，可出現血液中的氧含量降低，二氧化碳增多，引起心率增快、血壓上升、血管壁損害，全身組織器官反復缺血、缺氧，導致機體分泌許多有害的炎症因子，造成細胞損傷，發生阻塞性睡眠呼吸中止症候群，即OSAHS。發生OSAHS時，能增加高血壓、冠心病、糖尿病和腦血栓等慢性病的發病風險，嚴重者還會有睡夢中猝死的風險，因此如果有睡覺打呼嚕的毛病最好積極進行治療。

 冠心病患者如何合理運動？

　　處方一：輕體力運動，避免劇烈、競技性活動項目，可以走路、游泳、打太極拳。一般運動時，心臟輸出血量比靜止時增加10倍，劇烈運動令心臟輸血量加大，大大增加心肌的耗氧量，使冠狀動脈難以充分供血。

　　處方二：運動前應該進行準備工作，運動時應該循序漸進，量力而為，運動時若出現胸悶、呼吸困難、胸痛、冷汗、心悸等症狀，應該立即停止活動，必要時至醫院就診。

　　處方三：早晨時冠心病患者的冠狀動脈血管張力較高，且第一個血壓高峰一般為早上6:00～9:00，晨練時較易出現心絞痛、心肌梗塞等急性心血管事件，故最佳運動時間宜在下午。飯後不宜立即進行活動，最好在飯後1～2小時進行運動。

處方四：對於平時不運動，偶爾運動的人來說，心臟的貯備能力低，如果超負荷運動，心肌和骨骼肌的耗氧量同時劇增，就會超出冠狀動脈供血的貯備能力，而讓心肌缺血。如果再有某種隱性的心臟病，可能就會發生意外。

處方五：外出運動時應該攜帶急救藥品，最好備有求救卡，上面寫明姓名、年齡、疾病名稱、家庭地址及聯繫電話等資訊以備不時之需。

 74　為什麼說散步是冠心病患者最好的運動？

美國著名的心臟病學家懷特說：「運動是世界上最好的安定劑」，「輕快的步行如同其他形式的運動一樣，是治療情緒緊張理想的『解毒劑』，並能改善人們的健康水準」。在眾多運動中，散步是冠心病患者在康復過程中最有效的運動方式之一。

散步可以緩解神經與肌肉的緊張，達到鬆弛鎮靜的功效。散步還可以在一定程度上改善冠狀動脈的血液循環，增加對心臟本身的氧氣和血液供應，鬆弛血管的平滑肌，使血壓明顯下降，故對冠心病合併高血壓患者有降壓作用。

冠心病患者容易合併焦慮憂鬱情緒，對於此類人群，散步能夠調節大腦皮層的功能活動，改善興奮和抑制過程，易使人感到精神振奮、心情舒暢。

但是冠心病患者也需注意不可在飯後立即散步，進食後體內血液會處於高凝血性，容易形成血栓，飯後散步易誘發心絞痛，甚至急性心肌梗塞。建議飯後休息1小時再散步。

冠心病患者洗澡時需要注意什麼？

　　洗澡相當於一次較強的體力勞動，加上浴室內熱蒸氣較多、相對缺氧，冠心病患者容易出現呼吸急促、心跳加快。另外洗澡時皮膚血管過分擴張，積存了較多的血液，容易引起腦缺血，進一步甚至可導致暈厥。如果感到心悸、胸悶，應立即停止洗浴，注意保暖，及時到通風地點，適量飲水，保證一定的血容量。如果家屬發現患者神志不清，應立即送至醫院就診。

　　此外，冠心病患者洗浴時還應注意以下幾個方面：

① 水溫控制在40℃以內，最好與體溫接近，不宜進行過熱的桑拿浴、蒸氣浴。

② 洗浴時間不宜過長，不要超過30分鐘。因為洗浴時大量出汗，血容量驟減，可導致心腦等重要器官缺血，容易形成血栓，誘發腦中風危險。

③ 不要在過飽或者過度饑餓時洗澡。饑餓時洗澡加重了體能消耗，而飽餐本身會造成心臟供血不足；另一方面飽食後胃膨脹、橫膈上移，進一步加重心臟負擔，可誘發心絞痛發作。

冠心病患者排便應該注意什麼？

　　不少人有晨起就去排便的習慣，清晨剛剛起床的時候，是人體交感神經系統最為活躍的時刻，最易誘發心肌缺血或心律失常。冠心病患者起床後動作不要過於激烈，從平臥到坐起，再到站立，都應該「慢半拍」。此時去排便，也要慢慢蹲下去，慢慢站起來，徐徐圖之，切忌用力。

　　如果發生便秘，排便時用力不當，將會增加心肌耗氧量，導致心率加快，心肌收縮力增強，使得心臟負荷急劇增加，當心肌供氧不足時，可

誘發心絞痛，甚至引起心肌梗塞或猝死。因此，有便秘問題的冠心病患者最好先從調整飲食結構入手，多喝水，使腸腔內保持足夠的水分以軟化大便，進食高纖維、高維生素的水果和蔬菜，潤滑腸道和通便的食物如蜂蜜、核桃仁等。

可以考慮在馬桶周圍安裝扶手，便於老人起坐。

 冠心病患者需要臥床休息嗎？

冠心病急性期需絕對臥床休息，特別是心肌梗塞患者在發病早期的一定時間範圍內，臥床休息對其康復有一定益處。因為安靜休息時，基礎代謝降低有利於疾病的恢復，臥床休息心臟負荷減少，促進心肌供氧和耗氧達到平衡，可避免誘發或加重心功能不全，安靜時交感神經興奮性降低，可防止和減少心律失常的發生。但臥床休息也並非在床上絲毫不動，在病後2周左右，可在醫生的指導下逐漸在床上活動，以後過渡到床下活動。病情穩定後可在床上、床邊、室內、室外逐步增加活動範圍及活動量。

正常的冠心病患者不建議長期臥床休息，長期臥床將使患者的活動能力逐漸喪失，引起肌肉的廢用性萎縮。且長期臥床會使血黏度增高，加之下肢活動減少，容易導致雙下肢深靜脈血栓形成，進一步導致肺栓塞形成。患者長期臥床還可以導致胃腸道蠕動減少，出現腹脹、便秘等症狀。長期臥床還會影響呼吸功能，使肺通氣功能降低，導致墜積性肺炎和局限性肺塌陷。此外，長期臥床還易導致褥瘡感染。

 冠心病患者是否能外出旅行？

旅行對神經系統、內分泌系統，尤其是心血管系統大有好處。冠心病患者在身體狀況允許的情況下完全可以出門旅行。但旅遊前，應到醫院做

一次心臟全面檢查，做心功能狀況評估，經醫生確認病情處於穩定狀態時方可進行旅遊。

　　旅遊地點也應選擇空氣清新、氣候宜人的旅遊區，不宜選擇日照過於強烈或過於潮濕、炎熱的景點。旅途中避免過度疲勞，每日活動時間不超過6小時，休息睡眠時間不少於10小時。排程不宜緊張，路途最好不要太遠，活動強度不宜過大。旅行過程中避免情緒過於緊張或激動。

　　冠心病患者外出旅行時除了隨身攜帶自己常用藥之外，還要帶上氟呱酸、茶苯海明等急救藥，外出時急性胃腸炎及暈車常易發生，如不及時糾正，極易誘發心絞痛。一旦發病，在口服藥物情況下如仍不得緩解應立即就診，切勿帶病旅遊。

Q79 冠心病患者的飲食應注意什麼？

　　飲食習慣的好壞與冠心病存在很大的關聯性，遵循合理的飲食原則很有必要。

　　第一，飲食要清淡，避免進食過多的動物性脂肪、含有大量膽固醇的食物。含膽固醇的食物多為動物性食物，可用豆製品替代，這樣既減少了膽固醇的攝入量，又提供了優質的植物蛋白。

　　第二，增加膳食纖維攝入量。膳食纖維大量存在於粗糧之中，其中，豆類比米類的膳食纖維含量高。但是，老年人腸胃功能減退，粗糧吃多了不易消化，過多的膳食纖維還會影響蛋白質的吸收。

　　第三，減少鈉鹽攝入量。由於高血壓是誘發冠心病的重要因素，因此積極控制血壓在預防冠心病方面有特殊的意義。

　　第四，戒菸限酒。

　　第五，不要吃得過飽。飽餐後，消化道對供血的需求增加，心臟的排血量增加、心肌耗氧量增加，心臟的負荷也增加，所以，冠心病患者吃飯七八成飽即可。

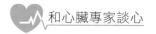

 適當飲酒是否能預防冠心病？

啤酒作為液體麵包，富含人體所需要的多種胺基酸，受到大家的喜愛，合理飲用能促進胃酸的分泌，增進胃腸對營養的吸收。研究發現，適度飲用啤酒者與滴酒不沾者相比，其心臟病、高血壓的發病率反而降低。

但世界衛生組織專家組並不推薦飲酒作為預防冠心病的措施，因為飲酒對心血管系統利少弊多。一般烈性酒其酒精濃度較高，長期或過量飲酒，會增加心臟和肝臟的負擔，可直接損傷心肌，造成心肌能量代謝障礙，加重或誘發心律失常、心絞痛或心肌梗塞，增加猝死發生率。而且酒精代謝產物乙醛可促進兒茶酚胺的釋放，使交感神經興奮，刺激冠狀動脈上的α-腎腺上素能受體，引起冠狀動脈痙攣，造成心肌缺血。

美國心臟病學會建議的適量飲酒劑量為每天大約15克，大致相當於6%酒精濃度的啤酒250毫升。在這個適量飲酒的前提下，飲酒是一種健康的生活方式。

 季節交替時，冠心病患者需要如何保養身體？

眾所周知，氣候寒冷的天氣或冬末春初時節，冠心病心絞痛和心肌梗塞的發病率就相應增加。冠心病患者一定要注意氣候變化，秋冬季交替或者春夏季交替的時候，溫度濕度的反差很大，這時人的交感神經都處於高度亢奮狀態，這會使心臟運動加快，易誘發冠心病。因此，告誡所有冠心病患者，在氣候變化較大的時節，一定注意保養。

首先要注意預防感冒，感冒會導致炎症因子活躍，影響血液黏稠度和血管收縮，使得血液運行不暢通，從而導致心肌缺血，引發心臟病。

其次，不要過度勞累，過度勞累會加重心臟負擔，導致心肌缺血缺氧，引發心腦疾病。

　　第三，要注意控制情緒。人在情緒波動時，腎上腺分泌增加，血管收縮，心跳加速，血壓上升，容易造成心臟負荷加重、冠狀動脈痙攣，從而引發心臟病。

　　最後，要注意適度鍛煉。根據自己年齡、性別、體力、病情、當日氣溫等不同因素調整運動時間和運動強度。

 冠心病患者如何平安過冬？

　　寒冷的冬季，中國多數地區的大氣壓、風速、溫差都處於極不平衡狀態，變化多端的氣候可能會影響心臟的血液供應。在寒冷的季節裡，容易發生呼吸道感染，這對患有冠心病的患者十分不利，因此，冠心病患者在過冬時應注意以下問題。

① 積極參加力所能及的體能訓練，如戶外散步、太極拳等。但遇到驟冷、大風等天氣時，應在室內活動。根據氣溫變化，及時更換衣服注意保暖。

② 避免情緒激動、過度疲勞，儘量少參加長途旅行。

③ 除堅持服用冠心病的常用藥物外，必要時還要備好氧氣。

④ 如頻繁發作心前區疼痛，要及時臥床休息，並及時到醫院就診。

⑤ 宜用溫水擦澡，以提高機體的抗寒能力，同時要積極防治呼吸道感染。

 冠心病患者適合春捂秋凍嗎？

　　「春捂秋凍」也就是春天穿衣服要儘量保暖，而秋天呢，則在一定程度上要挨些凍，只有這樣才能達到「天人合一」，使人體體內的動態變化

與大自然的變化相同步，從而對身體健康有好處。

　　冠心病患者不適合春捂秋凍。秋天晝夜溫差大，寒冷的空氣會刺激人體的自主神經，導致交感神經興奮，釋放出較多的兒茶酚胺，人體要抵抗低溫就必須把血液從皮下血管送到身體內部以保存能量，這就會導致血管收縮，血壓增高，心臟搏動加快，加重心肌缺血，勢必加重心臟的負擔。而且冷空氣有時會直接刺激冠狀動脈，導致冠狀動脈的痙攣，發生急性心肌梗塞，甚至導致猝死。

　　春天乍暖還寒，溫度、濕度、氣壓、氣流等氣象要素變化無常，這種變化多端的氣候極易導致心臟血管發生痙攣，直接影響心臟本身的血液供應，從而導致冠心病患者病情惡化。根據經驗，「春捂」沒問題，但也不要捂得過多，應根據個人體質的強弱、「下厚上薄」的原則增減衣物。

 冠心病患者如何安全度炎夏？

①應選擇合適的時間出行，避開日照最強烈的時段，避免長時間的戶外活動。外出注意防曬。

②一定要多喝水，多吃蔬菜水果，多吃清淡低脂的食物，避免血液黏度過高，發生意外。記得早晨起來要補充水分。

③每天早晨6點～8點這段時間是心臟最容易出現心律失常的「魔鬼時間」，建議在醒來的最初30分鐘，最好繼續安靜地躺在床上休息，避免大的運動。

④儘量創造一個舒適的環境，保證夜間睡眠的品質。好的睡眠是精力充沛、神清氣爽的保證。儘量不要熬夜，避免過度疲勞。可以的話，最好中午小憩片刻。

⑤心靜自然涼，保持良好、平穩的情緒，儘量避免大的情緒波動。

⑥對於慢性病的患者，如高血壓、冠心病、糖尿病患者，炎熱天氣裡

要加倍小心。一定要按時吃藥，如降壓藥、阿斯匹靈，控制血壓平穩，避免血液過分黏稠，安全度過夏天。

 為什麼要從幼兒期開始預防冠心病？

提起冠心病，大家潛意識裡都認為這是老年人的「專利」，殊不知其病理基礎卻始發於幼兒期，要知道冰凍三尺非一日之寒。國外有學者研究發現，從2歲左右開始，血管就開始出現動脈粥狀硬化的問題，換句話說，那些粥狀斑塊從小就開始在血管內堆積，如同水管內的水垢，愈堆愈多，終有一天，血管被「水垢」堵塞。

父母一定要從小開始呵護寶寶們的心臟，飲食控制對早期的動脈粥狀硬化是可以逆轉的。那些浸在油裡炸、過油好幾遍的菜最好不碰，以免養成口味重、好油喜鹹的不良習慣。炒菜時可以適當放點橄欖油，搭配瘦肉、魚肉等，既能保證營養，脂肪也不會超標。飲食儘量多樣化，五穀雜糧、蔬菜水果等健康食物最好每天都補充一些。

 糖尿病患者在冠心病的防治中更應注意什麼？

一直以來，人們都把糖尿病稱為冠心病的等危症，這是因為糖尿病和冠心病有著相同的危險因素，包括高血糖、高血壓、高血脂、肥胖等；糖尿病患者血糖過高的情況下，會造成糖代謝異常，與此同時患者的全身血液黏稠度會增加，引起氧化壓力反應，導致血管內皮損傷，促進斑塊的形成，斑塊一旦增大或脫落，堵塞了心腦血管，就會引起心肌梗塞、腦中風等嚴重後果。

　　糖尿病還會引起全身的血管彌漫性病變，這種病變會在冠心病的治療上引起大的麻煩，比如沒有適合繞道的目標血管可以選擇。因此，糖尿病患者或發現血糖升高者，應意識到自己合併心血管疾病的風險高於正常人群，要做到早期診斷、早期干預，以減少急性缺血事件的發生，改善預後，早期嚴格控制血糖能有效降低糖尿病患者的大血管併發症。已確診冠心病的患者，也要及時篩查糖尿病。

Q87 為什麼情緒不佳時，應小心冠心病？

　　不良情緒是冠心病的危險因素之一，因為長期情緒不佳會影響到下視丘，而下視丘則會影響體內部分激素的水準，從而對心臟血管的內皮功能產生不利的影響，帶來動脈粥狀硬化，血管出現彌漫性的狹窄，冠心病也就可能隨之而來。

　　在醫學界有一門由心血管與心理醫學交叉並綜合形成的學科叫雙心醫學。近年來引起了醫學界愈來愈多的重視。在臨床上，心理因素和心臟疾病之間是互為因果的。不少猝死的中青年人中，雖然最終死因是心肌梗塞、心臟衰竭之類，但是這些現象的背後是精神壓力對心臟和血管的損傷，患者可能長期處於精神高度緊張焦慮的狀態，如果前期對其精神狀態進行干預的話，後面的悲劇或許可以避免。

　　在臨床中，還有一些患者因為對介入治療和外科繞道術認識不足，對手術可能出現的併發症過分擔心而產生心理障礙。這類患者首先要治療的是心理障礙，只有這樣才能最大程度減輕患者痛苦。

冠心病患者如何安全進行性生活？

　　古書有雲：「房中之事，能殺人，能生人，譬如水火」。說的就是性與猝死，也就是一般人俗稱的「馬上風」。在某些特定的情形下，冠心病患者有可能在性交前後出現猝死。

① 急性心肌梗塞及其恢復期。在急性心肌梗塞後4～8周內，由於心肌電活動尚不穩定，容易出現心律失常，所以在這段時間應該禁止性生活。

② 對於久別勝新婚的愛侶，分別時間過長，不宜馬上歡好。過度疲勞下積極求歡，也容易出現意外。最好休息休息之後再共赴雲雨為好。

③ 高血壓患者，最好隨時了解自己的血壓情況，積極藥物控制，待血壓基本正常後再進行性生活為妥。

 為什麼說健康的心臟從健康的牙齒開始？

　　中國成年人群中牙周病的患病率高達75%以上，加強口腔衛生，不僅可以防治牙病，更重要的是可以預防冠心病的發生。有實證醫學數據顯示：患有牙周病的患者患冠心病的風險比未患牙周病的對照組人群高出了1.14倍。存留牙數＜10的患者，患冠心病的風險增加1.24倍。

　　大量的流行病學研究提示，慢性牙周炎和冠心病存在一定的相關性，牙周病患者有較高的炎症因子水準，這些炎症因子可促使動脈粥狀硬化、形成血栓，從而導致冠心病發生。牙周炎的牙菌斑所含細菌及其代謝產物

進入患者血液中，會引起患者的血管內皮細胞損害和免疫反應，牙周病的炎症產物如反應蛋白還可以沉積在血管內膜受損處，啟動補體，導致動脈粥狀硬化斑塊的形成。口腔內和牙齦上的細菌也可通過與血小板表面的相應抗體結合，使血小板聚集，促進血栓形成，導致心肌梗塞的發生。

因此，保護心臟，可以從清晨刷牙開始。

 感冒也會引起心臟病嗎？

大家都有這樣一個認識，覺得感冒是件小事，不吃藥也會好。所以一般人們不會因為感冒而特意停下忙碌的腳步、特意多休息幾天，甚至有人還會通過加大運動量、大量出汗來緩解症狀。但就在看似無害的感冒中，會有5%左右的病毒性感冒患者發展成為病毒性心肌炎。

病毒性心肌炎的早期，臨床症狀往往非典型，除了心臟方面的症狀外，其他症狀往往與感冒時的症狀難以區分，如肌肉酸困、嗓子疼、發燒等，很難引起心肌炎患者的警惕，而繼續按照感冒治療，最終造成疾病延誤。一般而言，若感冒遷延不癒或者感冒後出現心悸、胸悶、心律不整、嚴重乏力等症狀，應該想到病毒性心肌炎的可能，需要求助於專科醫生，以免延誤病情，甚至發展成重症猛爆性心肌炎，危及生命。

所以千萬不要輕視感冒。小小感冒背後，也可能「暗藏殺機」。

Part 3

心律失常

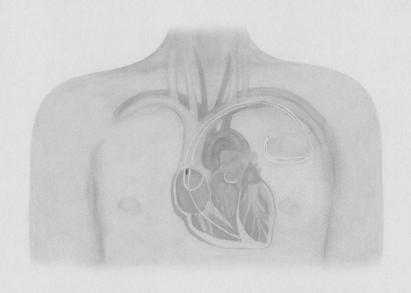

心率和心律是一回事嗎？

心率和心律不是一回事。

心率是心臟跳動的頻率，即心臟在一定時間內跳動的次數。正常成人的心率在安靜時平均為70～80次/分鐘，一般慢不低於60次/分鐘，快不超過100次/分鐘。但因年齡、性別、體能水準、訓練水準和生理狀況的不同而有差異。因此，通常說心率過快或者心率過慢。

心律則是心臟跳動的節律，也就是心臟跳動的節奏和規律。心臟在收縮、舒張過程中是有一定的節奏的，但是每一次跳動與下一次跳動之間的時間間隔，誤差通常不超過0.12秒，這個有節奏的規律就是心律。如果心臟每次跳動的間隔不一致了就是心律不整。

什麼是心律失常？

正常人的心臟跳動是由一個稱為「竇房結」的組織調控。竇房結發出信號刺激心臟跳動，這種來自竇房結信號引起的心臟跳動，就稱為正常的「竇性心律」，頻率為每分鐘60～100次，即每分鐘心跳的次數，心率由此得來。當心臟內的搏動（脈衝）起源或者搏動傳導不正常，引起心臟的跳動變得過快、過慢或不規則，就叫做心律失常。

按照發作時的部位劃分，心律失常分為心室性心律不整和上心室性心律不整。心室性心律不整來源於心室，上心室性心律不整來源於心室以上的部位，通常指的是心房。

按照發作時的心臟跳動的頻率劃分，心律失常又可以分為緩慢性心律失常（緩脈）和快速性心律失常（頻脈）。快速性心律失常包括早搏（早期收縮、期外收縮）、心搏過速、撲動和顫動，與發生快速性心律失常的部位

相對應，分別有心房性早搏（房早）、心房性心搏過速（心房頻脈，房速）、心房撲動（房撲）、心房顫動（房顫），陣發性上心室心搏過速（室上速），心室性早搏（室早）、心室撲動（室撲）、心室顫動（室顫）。

03 各種心律失常都有哪些危險？

- 陣發性上心室心搏過速。心室率突然增快，一般在 150～220 次 / 分鐘，多見於中青年，多數查不出器質性心臟病。心搏過速反復發作，呈突發突止，持續時間長短不一。發作時可有心悸、焦慮不安、眩暈、多尿、心絞痛、低血壓；偶有發生暈厥、心臟衰竭與休克。
- 心房撲動、心房顫動。是起搏點在心房的異位性心搏過速，有時可相互轉化。房顫比房撲常見。老年人多見。症狀受原有基礎心臟疾病以及心室率快慢的影響，如心室率＞120次/分鐘，有心悸、胸悶等現象。當心室率＞160次/分鐘時，不僅有心悸、胸悶等現象，尤其發生在器質性心臟病患者，使心搏量明顯降低、冠狀動脈循環及腦部血液供應減少，可誘發心絞痛發作，甚至急性心臟衰竭、急性肺水腫、心因性休克出現。房撲或房顫時，心房內血流紊亂，容易形成血栓，部分血栓脫落可引起體循環栓塞，其中腦栓塞最常見。
- 心室性心搏過速。是危及生命的嚴重心律失常之一，多見於嚴重器質性心臟病和心肌損傷，也可見於電解質紊亂（低鉀、高血鉀症）。患者可有心悸、頭暈、暈厥前兆、暈厥等症狀。在器質性心臟病患者，還可有心絞痛、心臟衰竭加重和心因性休克。
- 心室撲動、心室顫動。是極為嚴重的心律失常，如不及時搶救，可致患者死亡。心室撲動可直接轉為心室顫動，心室顫動通常是患者臨終前狀態。

Q04　如何正確測心率？

健康成人安靜狀態下心率範圍為60～100次/分鐘，女性稍快；3歲以下的小兒常在100次/分鐘以上；老年人偏慢。

通常通過測量脈搏來獲得心率的數值。測量前1小時需要停止運動，禁食咖啡、飲酒類和吸菸，測量前至少休息5分鐘。測量時平臥或坐位均可，同時放鬆，停止交談，以右手的二、三、四指端，輕輕地按在手腕處橈動脈上，計數1分鐘。或者計數15秒，然後乘以4，就是1分鐘心率。

如果觸摸橈動脈不方便，也可以觸摸顳動脈（耳屏前）、頸動脈（頸前氣管兩旁）和足背動脈（足背正中）來測定脈搏。老年人測量脈搏是觀察病情變化的重要方法，也是自我檢測健康狀況的簡易手段，每一位老人都應該學會自我測量脈搏的方法。

如果脈搏跳動不規律，則可能有心律失常；每分鐘的脈率超過100次，則為心搏過速；每分鐘的脈率低於60次，則可能為心搏過緩。

Q05　心律失常一定是疾病嗎？

雖然大多數心律失常與心臟病變有關，但正常人也可能出現心律失常。比如在吸菸、飲酒、飲茶或咖啡、體力活動、情緒緊張激動等情況下都可能出現竇性心搏過速。健康的年輕人、訓練有素的運動員、長期從事重體力勞動的人及睡眠狀態時可出現竇性心搏過緩。在青少年中，因自主神經系統不全可出現竇性心律不整。早搏也是健康人常見的心律失常，一般往往有一些人為的誘因，如情緒激動、飽餐、過勞、上呼吸道感染、膽道系統的疾病、電解質紊亂、藥物作用等。這些心律失常在臨床上可以動態觀察，無病理意義，亦無需特殊處理。

檢查心律失常的常用方法有哪些？

①心電圖。這是最常用、最重要的一項非侵入性檢查。一些心室性心律不整、房室傳導阻滯、房顫、心搏過緩或過速等都可以通過心電圖來診斷。

②動態心電圖。有時心悸為陣發性，且發作無規律，做普通心電圖不能被發現時，可以通過動態心電圖連續記錄來診斷心律失常。它能了解心律失常發作與日常活動的關係、晝夜特點等。

③運動試驗。即同步觀察患者運動時的心電圖情況，適用於運動時心悸的患者，有助於診斷間歇發作的心律失常。

④心內電生理檢查。心律失常診斷的「金標準」，通過心內刺激產生一系列電生理現象或誘發出心搏過速來診斷心律失常，並且可以確定心律失常起源部位，確診心律失常及其類型，識別與治療某些心搏過速，判斷預後。

⑤經食道電生理檢查。左心房後壁與食道相鄰，在食道內插入特殊的電極，可以記錄到清晰的心房電位，有助於某些特殊類型心律失常的診斷。

 什麼是可攜式心電圖檢查儀？

在過去，標準的移動式心電監測設備是動態心電記錄儀（Holter），它連著導線，導線的另一端是貼在患者身上的電極。為了檢查心律不整，患者佩戴Holter的時間需一天或兩天。近年來隨著行動感應技術和心電設備工業設計生產能力的提升，國內外逐步出現了將可穿戴設備與行動互聯網技術結合的新型醫療級行動心電檢測設備，如益體康、掌上心電等設備。

可攜式心電圖檢查儀將行動心電檢測設備與智慧手機連接，完成心電數據的採集、記錄、計算處理的傳輸，包含了事件心電記錄、動態心電記錄，對於短暫性、陣發性、隱匿性的心律失常的捕捉記錄有助於房顫的輔助診斷，提高了陣發性、隱匿性心房顫動的檢出率。這類穿戴心電檢測設備的優勢是體積小巧、攜帶方便，整個檢測過程不超過3～5分鐘，通過手機可以將心電圖發送給醫生，隨時隨地和醫生就病症進行溝通，便於心臟疾病患者的篩查、診斷、治療和術後追蹤。

08 心跳過快或過慢都是病嗎？

心跳過快也就是心搏過速，是指心率超過每分鐘100次。心搏過速在臨床上有很多原因，其可分為生理性和病理性。生理性心跳快一般是在劇烈活動、緊張、憤怒、飲濃茶或咖啡等後出現，以竇性心搏過速常見，無需特殊治療。而病理性心跳快原因較複雜，是心臟病和某些全身性疾病的一種症狀。此時需根據患者的具體病情施治，有些以減輕心悸症狀為主，而有些需要採用抗心律失常藥物治療，甚至採用射頻消融手術予以根治。

此外，有時心跳過快也常繼發於其他疾病，如發燒性疾病、甲狀腺功能亢進、肺部疾患引起機體缺氧或心臟衰竭等，這種情況下以治療原發病變為主。

心跳過慢也就是心搏過緩，是指心跳每分鐘在60次以下，可見於健康的成人，尤其是運動員、老年人和睡眠時，也可繼發於其他疾病如甲狀腺功能減退、顱內壓增高等。此外，竇房結功能改變、傳導阻滯以及迷走神經亢進也可引起病理性心搏過緩。

為什麼會出現心律失常？

　　臨床上引起心律失常的原因有很多，可見於無任何病因的正常人，但心律失常是由於搏動（脈衝）發生異常、傳導異常以及搏動發生與傳導異常並存引起的。

　　正常人發生心律失常往往出現在疲勞、飲濃茶或濃咖啡、情緒激動、失眠等情況後。

　　患有各種器質性心臟病的患者，如冠心病、心肌病、心肌炎和風濕性心臟病等，由於竇房結及傳導系統受病變的侵害，存在心律失常的發病基礎，在條件合適的情況下，可以發生心律失常。

　　此外，自主神經功能紊亂、嚴重電解質與酸鹼平衡失調、遺傳因素、全身性或其他系統疾病（如神經系統疾病、內分泌代謝系統疾病）、創傷、手術、心臟導管檢查等也可以誘發心律失常。

　　一些藥物作用如各種抗心律失常藥物、精神類藥品、某些抗生素、安眠藥、部分中藥（如烏頭鹼）等，也可能引起心律失常。

 心律失常發病前的身體信號有哪些？

　　心律失常的臨床症狀及症狀表現形式存在明顯的個體差異。有些人無任何症狀，通過檢查才發現自己心律失常，但大多患者有著不同程度的臨床症狀。如出現以下症狀應警惕心律失常的可能。

- 心悸。心悸是心律失常最常見的臨床症狀，是由於心跳過快或心肌收縮力過強引起的不適症狀。自覺心跳或心悸，伴有心前區不適感，當心率緩慢常感到心臟搏動強烈，心率加快時可感到心臟跳動，甚至可感到心前區振動。

- 胸悶。有些患者心律失常只表現為胸悶，心搏過速及心搏過緩患者均可出現。一般認為這與心搏過速或過緩引起心臟供血減少有關。
- 頭暈、暈厥。與心律失常引起的腦供血不足有關，有時還可出現黑矇、暈倒、抽搐及意識障礙等。
- 其他非特異性症狀，如乾咳、乏力、憋氣、盜汗、面色蒼白、四肢發涼等。也有的心律失常可能以其併發症為首發臨床表現，如房顫，可能發現時已經表現為腦中風的症狀，比如昏迷、偏癱等。

青春期的心搏過速是嚴重的疾病嗎？

有些青春期的青少年會出現心跳速度過快的情況，這並不是心臟出現了問題，而是一種青春期特有的心跳增快現象，醫學上稱之為「青春期心搏過速」。

正常情況下心臟跳動每分鐘60～100次，青春期心搏過速者會超過100次，他們除感到心悸之外，多伴有頭暈、乏力、失眠、多夢等神經衰弱似的症狀，然而檢查結果除了心率明顯增快之外，並沒有其他的異常情況。究其原因，與青春期的自主神經功能暫時失調密切相關。因為青春期是人體發育的旺盛時期，亦是各器官的功能從基本成熟到完全成熟的過渡階段，在這一特殊時期，心、肺、腦、生殖器等器官組織在神經系統和內分泌系統的支配下，會迅速發生改變。在神經系統中，自主神經借助交感神經和副交感神經來協調和平衡，以適應外界環境的變化。但是，處於青春期的自主神經功能往往不夠穩定，容易出現紊亂或功能失調，一旦交感神經活動占了主導地位，那就可能導致青春期心搏過速。這種情況只是暫時性的功能障礙，青春期結束後，心悸等症狀可不治而癒。

通常情況注意休息即可，如果實在難受可在醫生指導下服用一些調節自主神經的藥物。

Q12 心悸就是心律失常嗎？

「心悸」就是患者自覺心跳或心前區不適感，也稱「心慌」，常由心跳過強、過快、過慢，或者快慢不一引起，多是各種心律失常導致，但「心悸」不一定都是心律失常。比如正常人在劇烈活動或精神激動、飲濃茶或咖啡、服用麻黃鹼或腎上腺素等藥物之後，可使心臟搏動增強而感到心悸。心室肥大、貧血、發燒、甲狀腺機能亢進等引起心輸出量增加的疾病均可使心臟搏動增強而引起心悸。

此外，自主神經功能失調引起心臟神經症時，患者無心律失常也會出現心悸症狀。「心悸」不僅見於患者，也可見於健康人。因此，出現心悸時，在排除上述引起心臟搏動增強的因素外，最好做心電圖以確認原因。

Q13 早搏需要治療嗎？

早搏（早期收縮、期外收縮），顧名思義就是「過早搏動」，是臨床最常見的心律失常，是幾乎每個人都經歷過輕微的、偶發的心律失常。它只是一種症狀，並不是一種獨立的疾病。心臟器質性病變可能會發生早搏，而正常人也會因外在原因引發早搏，比如緊張、激動、疲勞、吸菸、飲酒、飲濃茶、飲咖啡等。多數人早搏不會有嚴重的臨床後果，甚至不需要治療，但如果是反覆發作或者出現嚴重的心律失常，則需要在醫生的指導下進行針對性治療。

還有一種老年人多見的器質性早搏，往往合併有其他器質性心臟病如冠心病、心臟衰竭、心肌病、風濕性心臟病等。此時並不單純是早搏的問題，還必須對其原發心臟疾病進行治療。早搏可能是病情出現不穩定的表象，並且有些器質性的早搏是非常危險的，比如一些特殊類型的心室性早搏有可能會蛻變成室顫，危及生命。如發現早搏次數多、頻率高，感覺不

舒服，最好到醫院接受相應檢查，首先確認是否患有器質性心臟病，然後評估早搏發生的頻率和持續時間，再判斷是否需要治療及何種治療方法。

Q14 心律失常的主流治療方案是什麼？

　　心律失常是否需要治療、該怎麼治療，應由心血管專科醫生來決定。醫生一般會綜合病史、症狀、體檢和一些必要的輔助檢查，如24小時動態心電圖、心臟超音波等，尋找心律失常發生的原因，參考患者症狀、有無器質性心臟病、心律失常是否影響到心臟的泵血功能，及其發展為嚴重心律失常的可能性等情況，來決定治療策略。常見治療方法如下。

①藥物治療。抗心律失常藥物治療是目前處理大部分快速性心律失常患者的主要治療方法。但目前尚缺少療效好、安全性高的抗心律失常藥物。緩慢性心律失常有時可靜脈注射或口服阿托品、異丙腎上腺素等以提升心率。

②心律調節器治療。主要用來治療心搏過緩及室速甚至室顫等疾病，心律調節器最常用於心搏過緩，當心率減慢到預先設定的頻率時，心律調節器將會發放電脈衝引領心臟跳動。近年來，除顫心律調節器逐漸應用於臨床來治療室速、室顫，對預防心因性猝死也取得了很好的治療效果。

③心電復律（心臟電氣整律術）。主要是通過瞬間的體外放電來終止異常的心律失常，同時恢復正常的心律。臨床用來轉復各種心房性及心室性心律不整，療效肯定，但心電復律後多採用抗心律失常藥物等治療措施輔助維持療效。

④射頻消融術。當心律失常由心臟電活動系統中的某個易激點所致時，則可採取射頻消融術來消除或破壞這些易激點，特別是室上速、房撲、陣發性房顫、特發性室速等心律失常，目前療效已經很肯定。

⑤ 手術治療。有些心律失常如房顫、預激症候群，心外膜旁道採用開胸心臟外科手術治療也起到了良好的治療效果，缺點是創傷較大、恢復慢，多用來治療心臟內科治療包括射頻消融等失敗的患者，不過近年小切口外科手術也起到令人滿意的療效，其發展前景有待進一步觀察。

15 治療心律失常的藥物有哪些？

治療心律失常的藥物按照心律失常的類型可分為抗緩慢心律失常藥物和抗快速心律失常的藥物。緩慢心律失常一般選用增強心肌自律性和（或）加速傳導的藥物，如擬交感神經藥（異丙腎上腺素等）、迷走神經抑制藥物（阿托品）等。快速心律失常則選用減慢傳導和延長不反應期的藥物，如迷走神經興奮劑（洋地黃製劑）或抗心律失常藥物等。

其中抗快速心律失常藥物根據細胞電生理機制分類如下。

分類	代表藥物	作用
I 類：鈉通道阻滯劑	普羅帕酮、奎尼丁、美西律、利多卡因	阻滯心肌細胞膜上的鈉通道，降低動作電位，減慢傳導速度，延長有效不反應期
II 類：β 受體阻滯劑	美托洛爾、阿替洛爾、比索洛爾	與心臟細胞膜上的 β 受體結合後阻斷交感胺的作用，減慢動作電位上升速率，並能抑制傳導系統中兒茶酚胺誘發起搏電流
III 類：鉀通道阻滯劑	胺碘酮（Amiodarone）	阻斷心肌細胞膜的鉀通道，延長動作電位時間及不反應期製劑，延長再極化時間
IV 類：鈣離子拮抗劑	維拉帕米、地爾硫卓	阻斷慢速鈣離子通道，抑制心臟依賴於慢電流去極化的部分傳導系統
其他類	地高辛、腺苷	有明確的抗心律失常作用

這5類抗心律失常藥物的適應症有交叉，但也各有自己的特點。β受體阻滯劑，主要是治療交感性心律失常，但其能夠阻斷交感神經的作用，也廣泛用於其他類型的心律失常治療；觸發性心律失常常使用鈣離子拮抗劑；對於合併心臟衰竭的心律失常，治療指南常推薦使用胺碘酮、地高辛等；心房性心律失常經 I 類抗心律失常藥物治療效果較好。

抗心律失常藥物的不良反應有哪些？

目前尚缺乏療效好且安全的抗心律失常藥物，常見的抗心律失常藥物不良反應如下。

① 消化道症狀。如噁心、嘔吐等，以美西律、普羅帕酮（心律平）最常見。

② 神經系統症狀。多表現為眩暈、共濟失調、震顫（顫抖症）。

③ 負性肌力作用（減低心肌收縮力）。可加重心臟衰竭而致呼吸困難、低血壓，心臟衰竭患者一定要在醫生指導下慎用藥物。

④ 致心律失常作用。其安全範圍窄，很容易由於用量或合用藥物等因素造成或加重心律失常，甚至導致猝死。

⑤ 特殊不良反應。如鹽酸普萘洛爾（心得安）可誘發哮喘，胺碘酮可致甲狀腺功能異常、肺纖維化，洋地黃中毒可導致各種形式的心律失常。

房顫的危害是什麼？

心房纖維顫動簡稱房顫，是臨床上最常見的心律失常之一。表現為心房正常的收縮被快而無序的搏動所取代。現在認為它是由多重交錯的波狀

折返型電活動導致，此種不穩定的電活動可使心房的顫動達350～600次/分鐘，並導致心室率快而不規則，使心室充盈不足，造成心輸出量減少和心功能下降，因此患者常有心悸、頭暈或胸悶等症狀。器質性心臟病患者在房顫發作時常誘發心絞痛或心臟衰竭。

房顫發作時，心房會喪失收縮功能，血液容易在心房內淤滯而形成血栓，血栓脫落後可隨著血液循環至全身各處，導致腦栓塞（腦中風）、肢體動脈栓塞（嚴重者甚至需要截肢）等，因此房顫也是腦中風的常見原因之一。此外，房顫時心房收縮功能喪失和長期心率增快可導致心臟衰竭，增加死亡率（為正常人的2倍）。

 房顫和室顫有什麼區別？

房顫就是心房失去正常的收縮節律和收縮功能，只不過可能因為節律不整齊及頻率偏快而效率下降。

室顫則是心室顫動的簡稱，雖然都是「顫動」，但由於顫動的部位不一樣，後果也大相徑庭。室顫時心室失去正常的收縮節律而顫動或蠕動，完全喪失收縮射血功能，屬於心臟驟停的一種情況，是急危重症，可以導致心因性猝死，室顫時因為心室已經不能射血，是觸摸不到脈搏的，如不進行搶救，患者就會死亡。

通俗地講，房顫和室顫就像是地震，都是心律失常，但是嚴重性不同，房顫是二三級地震，只會讓傢俱動動，床晃晃，但不會造成特別嚴重的損害，也就是說房顫一般不會危及生命。室顫則像是七八級地震，也就是說室顫是危急重症，會導致死亡。

⑲ 房顫可以預防嗎？

　　房顫是目前慢性心臟病患者的一個重要併發症，如果不及時治療糾正房顫，血液在心房內淤滯，就容易形成血栓。因此如何預防房顫就成為大家關注的重點。

　　第一，保持愉快的心境。因為人在精神緊張時體內交感神經會啟動，可促進快速性房顫的發生。

　　第二，控制體重，增加有規律的體力活動。有研究顯示肥胖患者房顫發生率明顯增加，並容易出現持續性房顫。

　　第三，戒菸限酒。吸菸人群患房顫的風險是從不吸菸者的 2 倍，戒菸可以使患房顫的風險降低。飲酒是一些房顫患者發病的明確誘因，並且飲酒劑量與房顫患病率明顯相關，每天攝取酒精量每增加 10 克，房顫風險增加約 8%。

　　第四，限制或避免長期大量服用含有咖啡因的物質。諸如茶、咖啡、可樂以及一些非處方藥。謹慎應用某些治療咳嗽或者感冒的藥物，因為這類藥中可能含有刺激物，服用這類藥物前應當詢問醫生或仔細閱讀說明書。

　　最後，要控制好相關的危險因素。高血壓患者要積極控制血壓水準，減少血壓波動，因為長期血壓升高可引起心房擴大、心房纖維化，導致房顫的發生，而且高血壓是房顫最常見的危險因素和伴發疾病。糖尿病患者要通過運動、控制飲食、應用藥物等方法使血糖達標。冠心病患者要規律服藥，控制好血脂水準，防止心肌梗塞的發生。如果是有嚴重心臟瓣膜病的患者，需要及早考慮手術治療。

房顫如何治療？

房顫治療的兩大目標是減少中風、維護心功能，房顫的關鍵是抗凝和控制心率。

在確定了房顫的基礎病因和誘發因素後，房顫的治療分為以下三部分。

① 抗凝治療。所有的房顫患者，都需要進行詳盡的評估，尤其是CHADS2（房顫血栓危險度量表）評分，CHADS2評分是一個用於非風濕性房顫患者中風風險評估的工具，其結果可作為抗凝或抗血小板治療的參考。高分代表存在高中風風險，低分代表存在低中風風險，評估後考慮是否有抗凝的需要以及方法。

② 應用血管緊張素受體拮抗劑（ARB）和β受體阻滯劑，作為上游治療和控制心率的治療。

③ 評估是否需要恢復和維持竇律。

 為什麼說房顫會導致腦中風？

腦中風包括缺血性腦中風和出血性腦中風，絕大多數腦中風是缺血性的，其中有近兩成缺血性腦中風是由心房顫動而引致。正常情況下，心臟收縮和舒張是協調一致的。但心房顫動時，心房收縮功能大幅下降，心房中的血液流動緩慢，無法完全被泵出，會淤滯在心房內，形成血栓。一旦血栓脫落，就可能隨著血液進入腦部血管，堵塞在血管狹窄處，阻斷相應部位的大腦供血，造成腦中風。也就是說，由房顫導致的血栓形成造成了腦中風。

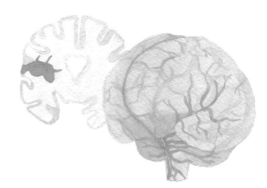

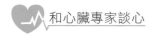

Q22 治療房顫為什麼需要進行抗凝治療？

　　房顫時，由於心房喪失收縮功能，血流緩慢，血液易在心房內淤滯而形成血栓。如果血栓脫落則可隨著血液流動至全身各處，脫落到腦部就可能造成腦栓塞，引起腦中風、偏癱。另外血栓也可脫落到肢體動脈，引起缺血、壞死，嚴重者甚至需要截肢。如果脫落到內臟動脈，比如腎動脈、腸繫膜動脈等給重要臟器供血的血管，一旦發生栓塞不僅僅會引起劇烈腹痛、血便及血尿，嚴重還會導致相應的器官缺血壞死。也就是說，無論是哪一種栓塞，一旦發生都將嚴重影響患者的生命和生活品質。

　　因此，為減少血栓栓塞的風險，若無禁忌症，所有房顫患者均需服用華法林（Warfarin）等抗凝藥物治療，而這也是房顫治療中非常重要的一環。

Q23 抗凝藥該選華法林還是阿斯匹靈？

　　凝血功能是人體受損傷後非常重要的自我修復機制，它是人體自我保護的生理反應。抗凝治療就是通過使用抗凝血藥物來影響人體的凝血功能。房顫分為陣發性房顫、持續性房顫和永久性房顫三種，一般來說三種情況下均需要進行長期抗凝治療。抗凝藥物包括阿斯匹靈及華法林，通常低危險患者使用阿斯匹靈；中危險患者選用阿斯匹靈或華法林均可，但是傾向於使用華法林；高危險患者使用華法林。對於既往有栓塞史、伴有瓣膜性心臟病、置換心瓣膜手術史的房顫患者，必須使用華法林。

服用華法林應注意什麼？

　　長期吃抗凝藥的患者一定不會對華法林感到陌生，華法林是通過影響外因性凝血系統來發揮抗凝作用。華法林與其他藥物不同，它不能只按照一個劑量終身服用，需要階段性地調整劑量，這是因為華法林通過干擾體內的維生素K起作用，藥效並不恒定，如果藥效過高可能會出現意外出血，如果藥效過低則達不到應有的抗凝效果，因此治療必須達到一個平衡點才能安全有效。

　　使用華法林時應該注意四個要點。

① 嚴格按照醫生囑咐的時間定期採血測定國際標準化比值（INR）進行抗凝強度監測。

② 當發生皮膚瘀斑、牙齦出血、嘔血或柏油狀大便、痰中帶血等症狀，應立即停藥與醫生聯繫。

③ 每天同一時間服藥，沒有醫生的許可不應改變藥物的劑量和品牌。由於其他原因需要加服其他藥物時，須徵求醫師意見，因為很多藥物會促進或減慢華法林的代謝或排泄。

④ 保持平衡、相對固定的飲食習慣。並牢記少吃高脂飲食和富含維生素K的食物，綠色蔬菜大多都含有維生素K，其中菠菜的含量尤其高，還有高麗菜、花菜、豌豆、蘆筍、萵苣、綠蘿蔔、魚肉、肝等都含有維生素K，這些食物應儘量避免或少吃。

長期服用胺碘酮為什麼需要定期複檢？複檢項目有哪些？

　　胺碘酮（Amiodarone）是一種很好的控制心律失常的藥物，對多種心律失常均有獨特效果。但胺碘酮同樣存在副作用，副作用與劑量大小、時間長短有很大關係。常見的不良反應如下。

①心血管系統不良反應。常見竇性心搏過緩、短暫性竇性停搏或竇房阻滯、各種房室傳導阻滯或加重原有傳導阻滯。

②內分泌系統不良反應。胺碘酮含有碘離子，會影響甲狀腺功能。服用後可導致甲狀腺功能亢進，發病率為1%～5%，停藥數周至數月可完全消失；也可能引起甲狀腺功能減退，老年人較多見，停藥後數月可消退。

③神經系統不良反應。可出現頭昏、頭痛、感覺異常、共濟失調、震顫（顫抖症）、近端肌無力等，與劑量及療程有關。

④眼部不良反應。在幾乎所有長期接受胺碘酮治療的患者中，都可見到角膜微沉澱物，兒童發生較少。這種沉澱物偶可影響視力，但無永久性損害，停藥後可漸消失。

⑤皮膚不良反應。長期用藥可出現皮膚光敏感，與療程及劑量有關，有時可出現皮膚色素沉澱及過敏性皮疹。

⑥呼吸系統不良反應。主要是肺毒性，見於長期大量服藥患者，主要引起過敏性肺炎、間質性或肺泡纖維性肺炎。

因此，長期服用胺碘酮要定期複檢，檢查項目包括血清電解質、肝功能、甲狀腺功能，必要時加肺功能檢查。追蹤應包括心電圖，至少每半年拍攝1次胸部X光片、檢查1次甲狀腺功能和肝功能。

Q26 什麼是射頻消融術？

射頻消融術（Radio Frequency Ablation, RFA；俗稱「電燒」治療），是通過外周血管將消融設備送入心臟，通過射頻電流使局部心肌壞死治療心律失常的方法。主要目的是減少或終止房顫的發作以改善症狀和生活品質。它也是目前治療房顫效果最好的內科方法，顯著優於心電復律及抗心律失常藥物。

　　射頻消融術屬於微創介入治療，只需在大腿根部皮膚切開2毫米的小口，將很細的導管送入到心臟，標測到異常的興奮點後釋放一種高頻電磁波，即射頻能量，通過熱效能，使局部組織內水分蒸發，乾燥壞死，使異常結構喪失功能，從而消除異常的興奮點，達到治療房顫的目的。

　　一般陣發性房顫患者手術時間為1～2小時，持續性房顫手術時間為2～3小時。消融過程一般無痛苦，部分患者可能會有輕微燒灼似的疼痛不適感，為減輕患者消融過程中的不適症狀，手術過程中會應用鎮靜、鎮痛藥物，根據患者對藥物反應不同，在手術過程中部分患者清醒，部分患者處於半睡眠狀態。

 射頻消融術前需要準備些什麼？

① 完善術前相關檢查。射頻消融手術前需要準備既往病史的系統回顧、詳細的體格檢查、血尿糞常規檢查、肝腎功能檢查、心電圖檢查、心臟的超音波心電圖檢查、24小時心電圖檢查，醫生會根據檢查結果制定出適合患者的治療方案。

② 術前抗凝藥物應用。既往口服華法林抗凝的房顫患者，術前無需停用華法林，維持INR值在2.0～2.5。

③ 術前抗心律失常等藥物應用。醫生會根據患者房顫病程特點調整胺碘酮、普羅帕酮等抗心律失常藥物的應用。如合併高血壓、糖尿病等其他慢性疾病者可繼續應用降壓、降糖藥物，同時術前應積極控制血壓血糖在正常範圍。

④ 手術開始的前一天晚上可以正常飲食，午夜12點之後儘量避免進食及進水。術前排空膀胱，手術過程中避免深呼吸、劇烈咳嗽以及肢體扭動。如有不適症狀，如：頭暈、噁心、出汗、眼花、胸悶、氣急等不適症狀應立即告知手術醫生。

治療房顫的射頻消融術適合哪些人群？

房顫導管射頻消融術最適於有症狀的陣發性房顫患者，持續性房顫患者也適合，尤其適合應用抗心律失常藥物效果欠佳的患者。相對愈年輕、房顫病程愈短且無器質性心臟病的患者消融成功率較高，也更加推薦。

不能進行任何抗凝治療的患者是射頻消融的禁忌。此外，經食道心臟超音波發現心房內已經有血栓形成的患者要先進行抗凝治療，直至血栓消失後才能考慮射頻消融。

左心房內有血栓也不能做房顫射頻消融手術，因為房顫射頻消融手術要在心房裡面操作，如果心房裡有血栓，在手術過程中有可能脫落，導致動脈系統栓塞，出現嚴重的併發症。所以所有擬行房顫射頻消融手術的患者在手術之前都要進行經食道心臟超音波檢查除外左心房血栓。如果左心房內有血栓，則要先接受抗凝治療，待血栓消失後才能行射頻消融術。

其他不適合行房顫消融術的情況還包括引起房顫的原因未糾正，如甲狀腺功能亢進（低下）、未治療的風濕性心臟病、疾病急性期、電解質紊亂等。

 射頻消融術圍術期需要注意什麼？

射頻消融術後，患者回到病房後需在病床邊進行心電圖、血壓、脈衝血氧飽和度的監測，以便觀察病情。還會給予鼻導管吸氧，以利於病情的恢復。

射頻消融術一般選擇股靜脈進行穿刺，穿刺處下肢需要制動（限制不動）6～8小時。制動時間到了以後，可以在不彎曲穿刺側髖關節的情況下適當翻身，並隨時觀察穿刺處敷料有無滲血等情況，如有變化最好及時通知醫生或護士。

由於臥床時間的限制，患者制動期間可能會出現腰痛、背痛、下肢酸

麻等不適,家屬可每隔2小時給予局部按摩腰背及下肢。患者自己可以做足背的屈背動作。

　　術後患者進食應在麻醉完全清醒後 2 小時進行,可以吃粥、麵條等容易消化的食物,避免辛辣、產氣多的食物:如豆製品、牛奶等,同時避免飲食過飽。如術後有噁心、嘔吐等情況,千萬不要屏氣,以防窒息,吐後用溫開水漱口。

　　根據患者病情,通常會在術前給予留置導尿,留置導尿管期間多喝熱水,減少尿路感染。

　　患者下床活動最好經過醫生同意再進行,以免影響穿刺處皮膚的癒合。

　　術後如果有心悸、胸悶、胸痛、穿刺處不適、發紅、血腫、硬結、滲血及滲液發生時,及時向醫生彙報。

 射頻消融術後康復需要注意什麼?

　　術後出院回到家中仍應注意臥床休息,穩定情緒,避免情緒激動,飲食宜清淡,多吃蔬菜、水果等富含纖維素的食物,多喝水。可做適當的活動幫助恢復身體的功能(如短時間散步)。回家後5天內不要游泳,洗澡儘量採用淋浴,避免盆浴,保持穿刺點乾淨和乾燥。

　　術後1月內要避免過於劇烈的活動,過強的體力活動可能導致血管併發症的發生。對於房顫患者,術後有3個月是效果觀察期,一般需要服用抗凝藥6個月,如果服用華法林最好同時監測INR(評估華法林用量的指數),使之維持在合適的抗凝強度內。術後3個月內仍有可能出現心律失常,故術後還需繼續服用2～3個月左右的抗心律失常藥,必要時行心電復律治療。

　　術後3個月內患者仍然可能會感覺到心悸甚至短暫的房顫感覺,由於術後心房肌靜止(冬眠化),這種現象也是正常的,當心臟功能完全恢復,就有可能轉復。如果出現體溫超過38.4℃、局部紅腫或血腫、房顫的症狀應及時與醫生聯繫。

心律調節器的作用是什麼？

　　心律調節器是一種植入人體的電子治療儀器，用於調節人體心臟搏動。

　　心律調節器植入患者鎖骨下方的皮下組織中，借助一根或多根特殊的電極導線與心臟相連，心律調節器工作時，脈衝發生器發出電脈衝，通過導線和電極傳到心肌，心肌感受到電脈衝後帶動心臟跳動，從而實現心臟的泵血功能。心律調節器的電極也將心臟的電活動傳回脈衝發生器，以協調心律調節器的工作。

 心律調節器分幾種？

　　心律調節器根據電極導線的放置位置分為心房調節器和心室調節器。根據對心臟功能的影響分為生理性調節與非生理性調節。根據在心腔植入電極導線的數量分為單腔、雙腔心律調節器。目前還有應用於嚴重心臟衰竭患者的三腔心律調節器。

　　單腔調節器只有一根電極導線，根據需要，將其植入心房或心室。根據患者身體特點進行心室或心房適時的調節。

　　雙腔調節器有兩根電極導線，通常分別植入在心房和心室內，進行房室順序調節。一般來說，雙腔調節器所產生的效果更符合人體需要，對已經有心功能不全的患者更應建議首選安裝雙腔調節器。

　　三腔調節器也可以翻譯成「雙室調節器」，這種調節器可以承擔右心房，右心室和左心室的調節功能，增強心臟的泵血功能，明顯改善患者的生活品質。目前，三腔調節器主要用於治療心臟衰竭。

心律調節器怎麼選？

　　心律調節器的最基本要求是安全性和可靠性，至於其設置的種種功能，可根據個人情況選擇。

　　其次，由於植入心律調節器的患者需要定期追蹤，所以最好選擇方便醫生和專業儀器檢測調控的品牌，以方便在追蹤時及時發現存在的問題，更好地優化心律調節器的性能。

 心律調節器的植入是否危險？

　　心律調節器植入手術是一種小手術，手術本身很安全，是在患者完全清醒的情況下進行的。通常手術採用局部麻醉，切開皮膚，切口通常為4～6釐米長。然後，通過穿刺鎖骨下靜脈或切開頭靜脈的方法將心律調節器的電極導線插入到預定的心腔內，尋找合適的電極安放部位。在找到合適的心律調節位置後，固定電極導線，測定需要的電生理參數。然後將電極導線與脈衝發生器連接在一起埋在已經製作好的囊袋中。確定電極導線在心臟內位置合適後，縫合皮膚，包紮傷口，心律調節器植入完畢。

 心律調節器植入術前注意什麼？

　　患者需要到醫院進行相關的術前檢查。包括血液常規、凝血功能、肝腎功能，以及心臟超音波、胸部X光片、心電圖等與手術相關的檢查。特別需要注意的是尤其要做動態心電圖（Holter）檢查，這對評價是否需要安裝

心律調節器及安裝什麼類型的心律調節器具有重要的指導價值。入院後，術前還應局部備皮＊、抗生素皮膚測試等。手術前醫生會提前談話，必須得到患者及家屬簽署的介入治療手術同意書，並向家屬詳細解釋手術的必要性及可能的危險性，回答家屬及患者提出的問題。

　　如果正在服用阿斯匹靈等對凝血和止血有影響的藥物，最好在術前3～5天停用這些藥物，否則可能會增加術後心律調節器囊袋內出血及感染的危險。

＊編按：手術區皮膚準備，包括清潔、剃除毛髮等。

Q36 心律調節器能使用多少年？

　　心律調節器是有使用壽命的，因為心律調節器是使用鋰電池作為電源的，使用年限的長短取決於心律調節器的種類、型號、患者的個體差異等多種因素。目前，臨床心律調節器的使用年限規定為：雙腔心律調節器6～7年；單腔心律調節器8～9年。不管安裝了哪種心律調節器，患者都要定期到醫院檢測。通常植入後1個月、3個月、6個月、12個月要追蹤一次，以後每年一次。快接近使用年限時，3個月或半年追蹤一次，由專科醫師進行檢測，發現電池電量耗盡要及時更換心律調節器。

　　在心律調節器說明書中，均有關於該型號心律調節器電池電量耗竭的指示標誌。通常大多數患者在追蹤中出現以下情況，應考慮電池電量耗竭，需要更換。

① 起搏頻率的變化，單腔心律調節器主要表現為起搏頻率減慢，較程式控制的基礎頻率下降10%左右，起搏頻率快慢不一。

② 頻率反應式心律調節器的頻率反應功能喪失，轉為固定頻率起搏。

③ 脈寬延長10%～15%，脈衝幅度下降15%～20%。

為什麼心律調節器植入術後需要小心康復？

　　起搏器的電極必須掛在心肌的肌小樑上，如果「掛」得不到位，就很容易造成電極脫位從而導致手術失敗。同時，心律調節器在心肌上定位後需要等待附近纖維組織的逐漸包覆，3～6個月包覆成功後才能真正穩固起來，因此在安裝心律調節器後的前3天，患者最好臥床，7天內不要劇烈活動，前6個月不應從事劇烈運動，以防止調節器電極發生脫位。

　　還有部分患者在植入了心律調節器後可能會出現併發症，主要是由於身體對心律調節器的排斥反應引起的。通常植入心律調節器後常見的併發症為局部感染，多因植入後埋藏囊腔積血、炎症感染或膿腫形成。一些高齡或體質偏弱的患者由於皮下組織很薄，可因心律調節器磨破皮膚而感染。因此，在植入後患者一定要充分重視自己在植入後的身體感覺，如有強烈的不適感或異物感，一定要及時向醫生反映。

 安裝心律調節器後，需要注意什麼？

　　安裝心律調節器後，很多患者生活上都有很多顧慮，其實植入心律調節器後1～3個月，輕量運動是沒有問題的，如散步、高爾夫球、釣魚等，但應避免劇烈運動及置入心律調節器側的手臂拎重物，扶地挺身、吊單槓也應避免。對起居生活，比如飲酒、飲食、性生活等沒有特別限制。

　　心律調節器就像小型電腦，在外部電場或磁場中可能會受到影響。不宜接近高壓電線、電場；避免接觸強磁場，不能做核磁共振檢查；手術電刀、直線加速器放療、體外震波碎石機、超音波洗牙機、透熱理療、電灼

器治療等都可能對心律調節器造成一定的影響，如需要時應與專科醫師進行溝通。雷雨天儘量不在戶外活動或逗留，不使用電熱毯、電按摩器、電烙鐵等，防止發生觸電使心律調節器發生故障。電臺、電視信號發射站、雷達探測站、發電機、變壓器等均有強磁場和強電場，應絕對禁止接近。

　　術前沒有其他器質性疾病的患者，術後可勝任一般的工作。辦公設備如印表機、電腦，使用的電焊槍或操作汽車點火系統等不會影響及損壞心律調節器。但這些環境可能會干擾心律調節器的正常工作，如感到心跳加速，請立即將設備關閉，心律調節器即可恢復正常工作。

39 安裝心律調節器後能正常使用手機嗎？

　　心律調節器攜帶者應與手機保持適當距離。一旦手機離心律調節器過於貼近，不同型號心律調節器會受到不同程度的干擾，心律調節器正常功能也將受到影響。儘量避免將手機放在心律調節器同側衣袋內，通話時應儘量用心律調節器對側的耳朵通話，手機與心律調節器之間最好保持25釐米以上距離，以免因心律調節器功能受損造成影響。

40 安裝心律調節器後能正常使用家用電器嗎？

　　普通的家用電器基本上不會對心律調節器產生太大的影響。電烤箱、吸塵器、電熨斗、電風扇、電視機、電冰箱、洗衣機、食品加工器等都不會影響心律調節器，但要確保無漏電，以免有觸電危險。日常生活中用的吹風機及電動刮鬍刀一般不會影響心律調節器，但不要頻繁地開關，更不能放置於心律調節器之上。在使用電磁爐和老式微波爐時應保持1米以上的

距離，以免電磁輻射干擾心律調節器工作。新式微波爐只要操作正常，一般也不會影響心律調節器。

 安裝心律調節器後對乘坐交通工具有影響嗎？

　　置入心律調節器後，乘坐摩托車時，可能會使心跳加快，應儘量避免。駕駛汽車沒有特別限制，但要避免安全帶對心律調節器的壓迫，還有千萬不要靠近引擎，更不要打開汽車引擎蓋修理引擎，以免引起心律調節器停跳而發生危險。

　　可乘坐火車、高鐵、飛機旅行，但機場、高鐵的安檢裝置可能會影響心律調節器的功能，引起頭暈、心跳異常等，通過安全檢查時，金屬探測器會探測到體內的心律調節器，發出警報，所以請在安檢前向有關人員出示心律調節器植入卡。

 心律失常患者在飲食上應該注意什麼？

　　均衡飲食是保護心臟健康的一項重要手段，對於心律失常患者更是如此。心律失常患者的飲食應當注意以下幾點。

① 多吃豆類。大豆、豌豆或扁豆，能將體內壞膽固醇含量降低約5%，可顯著減少患上心血管疾病的風險。

② 多吃富含鎂和鉀的食物。鉀和鎂有助於保持規律的心跳，這類食物包括蔬菜、水果和新鮮肉類。

③ 慎食綠葉菜。綠葉菜中都含有大量的膳食纖維，有助於降低膽固醇的含量，但是如果正在服用抗凝藥如華法林，則要限制食用這類蔬

菜，比如菠菜、高麗菜、花菜，雖然它們含有對身體有益的鎂和鈣，但是維生素K會阻礙華法林正常工作，增加血栓形成的風險，最終導致腦中風。

④少喝咖啡。咖啡因會引起大腦神經興奮，使血液流速加快，心臟泵血功能加強，增加心臟負擔，一旦過量還會誘發心律不整、高血壓、冠心病等病症。

43 為什麼晨練時不能空腹運動？

　　有些老年人習慣早晨出去晨練，順便買早餐回家，殊不知，不吃早餐就運動存在著一定的心血管風險。早晨起床後，身體剛剛從沉睡中甦醒，體內交感神經分泌出大量兒茶酚胺，此時的心率和血壓上升較快，是心血管疾病發作的高峰期，此時空腹運動，脂肪將快速分解，導致血液中脂肪酸濃度升高，從而對心肌造成不良影響，誘發心律失常，嚴重時還將導致猝死。

　　因此，要出去晨練最好先給身體加點餐，喝杯牛奶、豆漿，吃些易消化的麵包、饅頭，減少低血糖發生的風險。但不能進食過飽，以不感覺饑餓為宜，否則易在運動時誘發腦缺血。運動方式不宜太劇烈，可以根據自身的情況制定合適的運動量，一般以運動完感覺舒適，沒有頭暈、胸悶、氣短等症狀為宜。

Part 4

高血脂症

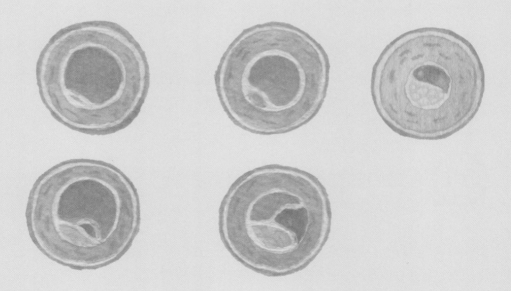

血脂是什麼？

血脂是指人體血漿中脂類的總稱，包括了總膽固醇（TC）、三酸甘油酯（TG）、磷脂（PL）和游離脂肪酸（FFA）等。總膽固醇又包括膽固醇酯和游離膽固醇。這些脂類不溶於水，必須與蛋白質結合成水溶性的脂蛋白才能存在於血漿中。除了游離脂肪酸與白蛋白結合之外，其餘脂質與球蛋白結合在一起。脂蛋白可分成乳糜微粒、極低密度脂蛋白、低密度脂蛋白、中密度脂蛋白和高密度脂蛋白。

 血脂都是不好的嗎？

血脂是人體必需的成分。其中也分好的血脂、壞的血脂，低密度脂蛋白就是一種「壞血脂」，它的主要功能是將膽固醇轉運到肝外組織，是導致動脈粥狀硬化的重要脂蛋白。由於小顆粒的低密度脂蛋白更容易進入動脈壁內，更易被氧化修飾，經過氧化後的低密度脂蛋白具有更強的致動脈粥狀硬化作用。

高密度脂蛋白是一種「好血脂」，其主要功能是將外周組織包括動脈壁在內的膽固醇轉運到肝臟進行代謝，這一過程即為膽固醇的逆轉運，是高密度脂蛋白抗動脈粥狀硬化作用的主要機制。

 人體內的血脂主要來源有哪些？

血脂的來源主要有兩條途徑，一條是外因性的，就是我們每天進食中脂類物質經消化吸收後進入血液而成。另一條是內因性的，就是在人體正常代謝過程中由肝臟、脂肪細胞及其他組織合成釋放入血液。

什麼造成了血脂高？

　　一般我們説的高血脂症主要是指膽固醇和三酸甘油酯過高。體內血脂高主要源於體內合成過多、外部攝取過多和代謝障礙三部分。

　　外部攝取的主要是三酸甘油酯，是動物性油脂和植物性油脂的主要成分；體內合成的主要是總膽固醇；而低密度脂蛋白和高密度脂蛋白來源於代謝障礙。人們常説，高血脂症是吃出來的。事實上，高血脂症是飲食和代謝兩方面共同造成的。

① 高鹽飲食容易形成高血壓，血管內徑縮小，造成血液中脂質的堆積。
② 長時間靜坐，運動量少，消耗不掉體內堆積的脂肪。
③ 高熱量飲食，如肥肉、動物內臟、甜點、油炸食品都會導致體內脂肪、膽固醇增加，長此以往會形成動脈硬化，引起各種心腦血管疾病。
④ 家族遺傳基因的影響。
⑤ 女性更年期後，雌激素的減少使脂類物質代謝發生紊亂，合成過度的膽固醇，出現膽固醇升高的現象。

血脂高身體會出現哪些信號？

　　高血脂症的發病是一個慢性過程，對身體的損害是隱匿、進行性和全身性的。根據程度不同，高血脂症的症狀也表現不一。

　　血脂輕度升高或者在正常和異常間波動的時候有時並無不舒服的感覺，容易使人放鬆警惕，因此有家族遺傳史或者上了年紀的人即便沒有症狀也最好定期檢查血脂，以便早期發現問題。

　　血脂升高持續一段時間後會影響血液運行，可以出現頭暈、乏力、失眠健忘、肢體麻木、胸悶心悸等。如果沒有其他疾病作怪，此時應當警惕血脂的問題，儘快檢查，積極治療。如果仍然沒有加以治療，高血脂症

會進一步發展導致動脈粥狀硬化，進而出現頭暈頭痛、胸悶胸痛、氣短心悸，甚至可以出現肢體麻木、口角歪斜、不能說話等嚴重症狀，此時已經出現了心腦血管的病變，容易發展為心絞痛、心肌梗塞、腦中風等，嚴重威脅生命安全。

　　因此，當身體出現頭暈、乏力、失眠健忘、肢體麻木、胸悶心悸等症狀時最好去醫院查一下血脂，這有可能是高血脂症給你發出的信號。

哪些原因會導致高血脂症？

　　這要從高血脂症的病因說起。高血脂症的病因可以分為原發性和繼發性兩大類。

　　原發性高血脂症是指臨床上沒有能夠找到引起血脂升高的明確病因，往往與有關基因缺陷、脂蛋白及其受體或酶類異常有關，或由於飲食、營養、藥物等環境因素，通過各種很複雜的相互作用而導致的高血脂症，也可能是由於遺傳因素或環境因素以及不良生活方式一起作用所致。原發性高血脂症患者中，很多人一家幾代都是高血脂症患者，存在著明確的家族聚集性，臨床上稱為家族性高血脂症。

　　繼發性高血脂症是由其他疾病引起的或者是有明確的可導致高血脂症的因素，如糖尿病、高血壓、甲狀腺功能減退、痛風、腎臟病症候群等代謝性紊亂疾病導致的高血脂症；長期使用能夠引起血脂代謝異常的藥物，如口服避孕藥、利尿劑、糖皮質激素等也可引起高血脂症。高熱量飲食、吸菸、妊娠、精神刺激、缺少運動以及季節變化等，都可引起血清膽固醇水準的明顯波動。

高血脂症分幾類？

　　高血脂症通常也叫高脂蛋白血症，指血中的膽固醇或三酸甘油酯過高，也可指高密度脂蛋白膽固醇過低，是一種全身性疾病。

　　根據化驗結果，高血脂症一般可以分為四種類型：以總膽固醇含量增高為主的叫高膽固醇血症，以三酸甘油酯含量增高為主的叫高三酸甘油酯血症，總膽固醇和三酸甘油酯含量均有增高的叫混合型高血脂症，以高密度脂蛋白膽固醇含量降低為主的叫低高密度脂蛋白血症。

　　高膽固醇以低密度脂蛋白膽固醇或總膽固醇升高為特點，是包括冠心病、缺血性中風在內的動脈粥狀硬化性心血管疾病的重要危險因素。三酸甘油酯水準的高低受遺傳和環境因素的雙重影響，與種族、年齡、性別以及飲食、運動等生活習慣有關，往往是熱量過剩的標誌，也是代謝症候群的組成部分。三酸甘油酯高的後果是容易造成「血稠」，即血液中脂質含量過高導致的血液黏稠，在血管壁上沉積，漸漸形成小斑塊，成為動脈粥狀硬化。

膽固醇都是對人體有害的嗎？

　　血液中膽固醇來自兩個途徑：1/4 從食物中吸收，3/4 由人體內合成。雖然食物中攝入的膽固醇對血液中膽固醇影響相對較小，但個體對膽固醇穩態調節能力差異性很大。平均每 4 個人中，就有 1 人對膳食膽固醇攝入很敏感。

　　膽固醇也分好壞。「壞膽固醇」就是血液中的「低密度脂蛋白膽固醇」，是導致動脈硬化的根本因素，低密度脂蛋白膽固醇過多，會沉積在血管壁，愈積愈多就形成了斑塊，堵塞血管，引起冠心病、腦中風等嚴重疾病。

與之相對的「好膽固醇」則是「高密度脂蛋白膽固醇」，對血管有保護作用，它就像一個清潔工，把血管壁沉積的膽固醇運到肝臟處理掉，減少冠心病的發生。

相關研究數據顯示，每1升血液中的「壞膽固醇」每降低1毫摩爾，人群死亡率將降低12%，冠心病死亡降低19%，主要心血管事件減少21%。控制「壞膽固醇」升高，能顯著降低心血管疾病、腦中風等風險。這也是中國心腦血管疾病一級、二級預防的重要內容。

 ## Q09 進行血脂檢查之前需要注意什麼？

為了保證化驗結果真實可信，在化驗血脂前應注意以下幾點。

① 合理控制飲食。抽血前2周內保持平時的飲食習慣，不要刻意調整飲食，更不要大魚大肉或者故意只吃青菜豆腐。抽血前3天內避免飲酒及吃肉或動物內臟等高脂食物，抽血前12小時內不要吃東西，8小時內最好不飲水。這樣做主要是為了防止就餐後血液中脂質和脂蛋白的成分和含量發生變化而影響檢查結果。

② 取血前數天或數周最好停用調脂藥、避孕藥、激素等可以影響血脂的藥物，不可以停用的應該告訴醫生，記錄下用藥情況做參考，以避免藥物對檢查結果造成的干擾。

③ 化驗血脂前2～3天不要做劇烈運動，可以繼續進行適度健身運動。劇烈運動會使脂肪中的脂酶活性增加，對血脂化驗結果有一定的影響。檢驗當天要靜息5～10分鐘後再進行抽血化驗。

④ 感染、外傷、手術、發燒，以及婦女經期、妊娠等狀態會影響血脂水準，因此這些情況不建議檢查血脂。如果需要檢查，判斷時應該考慮上述因素可能對結果造成的影響。

血脂檢查單上的指數有什麼含義？

　　血脂檢查主要關注這四項：膽固醇（TC）、三酸甘油酯（TG）、低密度脂蛋白膽固醇（LDL-C）、高密度脂蛋白膽固醇（HDL-C）。

①總膽固醇是指血液中所有脂蛋白所含膽固醇之總和，是引發心腦血管疾病的「元兇」。膽固醇過多會在血管壁沉積，使血管變窄，失去彈性而變硬變脆，漸漸將血管完全堵死，誘發心絞痛、冠心病、腦中風等。一般人只要總膽固醇高於5.7mmol/L就可診斷為高膽固醇血症。

②三酸甘油酯主要參與人體內能量代謝，產生熱能，是人體存在於血液中的脂肪成分，正常值＜1.70mmol/L，男性0.45～1.81mmol/L，女性0.23～1.22mmol/L。三酸甘油酯在人體不同部位堆積會造成不同的後果，比如，堆積在皮下，人就會發胖；堆積在肝臟，就會造成脂肪肝；堆積在血管壁，會造成動脈硬化。

③低密度脂蛋白膽固醇是膽固醇在血液中以脂蛋白的形式存在。低密度脂蛋白膽固醇可通俗地理解為「壞」膽固醇，因為其水準升高會增加患冠狀動脈心臟病的危險性。青年人平均約2.7mmol/L，中老年人約3.37mmol/L，大於4.14mmol/L為明顯增高。

④高密度脂蛋白膽固醇是一項比較特殊的指數，可通俗地理解為「好膽固醇」，因為其可減少患冠狀動脈心臟病的危險。正常值0.91～2.19mmol/L，它的增高對人體有益，而過低則會增加心血管病的危險性。

名稱	含義	標準參考值
總膽固醇（TC）	血液中所有脂蛋白所含膽固醇之總和	5.7mmol/L
三酸甘油酯（TG）	主要參與人體內能量代謝，產生熱能，是人體存在於血液中的脂肪成分	正常值＜ 1.70mmol/L 男性 0.45 ～ 1.81mmol/L 女性 0.23 ～ 1.22mmol/L
低密度脂蛋白 - 膽固醇（LDL-C）	膽固醇在血液中以脂蛋白的形式存在。低密度脂蛋白膽固醇可通俗地理解為「壞膽固醇」	青年人約 2.7mmol/L 中老年人約 3.37mmol/L
高密度脂蛋白 - 膽固醇（HDL-C）	高密度脂蛋白膽固醇可通俗地理解為「好膽固醇」	正常值 0.91 ～ 2.19mmol/L

 Q11 血脂化驗的指數都不高就可以放心了嗎？

　　化驗單出來後，大家肯定都會關注結果，如果化驗單上有哪項指數有升高就非常緊張，看到化驗單上所有指數都沒有升高就非常開心。的確，化驗單上有指數升高多半不是好事情，不過，血脂化驗的項目都不高並不代表一切正常。

　　血脂化驗單上的項目所標出的正常範圍是以正常人為標準統計出來的，而高血脂症患者多同時伴有其他身體的異常。有的已經患有冠心病、高血壓、糖尿病等疾病，甚至有的已經發生過心肌梗塞和腦中風等。這種情況下就需要對這些人的血脂控制得更加嚴格些。比如總膽固醇、三酸甘油酯含量和低密度脂蛋白膽固醇應該控制在更加低的水準，而高密度脂蛋白膽固醇應該控制在比較高的水準。這樣才有助於預防嚴重心腦血管事件的發生和加重。

另外，40歲以上男性、停經女性、肥胖、有黃色瘤、有血脂異常及心腦血管病家族史的人，其血脂指數也不能僅僅參考化驗單上的範圍，而應該控制得更嚴格一些。並且這些人群作為患高血脂症的高危險群，應該定期進行血脂檢測。

 高血脂症和遺傳有關嗎？

高血脂症的一個重要原因就是遺傳因素。有一部分高血脂症患者即便是保持科學飲食，積極運動，沒有其他可以導致高血脂症的繼發疾病，卻仍然存在高血脂症，這類有遺傳背景的高血脂症稱為家族性高血脂症。一般認為，這類高血脂症的出現與相關基因的缺陷、脂蛋白及其受體或酶類異常等有關。臨床上比較常見的是多基因的高膽固醇血症。理論上大多數遺傳性高血脂症不是確定的某一種變異了的基因，而是多種變異了的基因共同作用所導致的。

現代醫學認為，高血脂症應該是多個基因和膳食、運動等環境因素相互作用的結果。也就是說，高血脂症應該是在一定的遺傳背景下，通過基因和環境的相互影響而發生的。

所以說，高血脂症究竟會不會遺傳是不能一概而論的。部分類型的高血脂症的確有可能會遺傳，但是不能夠說高血脂症都是會遺傳的。除遺傳因素外，飲食習慣、運動量等外界因素的作用也是非常重要。

 體型瘦的人血脂就不會高了嗎？

當然不是。高血脂症的病因多種多樣，體型肥胖者往往進食比較多，尤其是進食動物脂肪、內臟、蛋類等含膽固醇和飽和脂肪酸多的食物後容

易導致血脂升高。不過，體型瘦同樣會有高血脂症的問題存在。因為體重不超標特別是體型偏瘦的人容易在飲食中忽視飽和脂肪和反式脂肪的控制，殊不知高脂飲食、熬夜、久坐等生活方式，都很容易導致膽固醇升高。特別是現在的一些年輕白領，飲食作息長期不規律，喜歡喝咖啡、吃甜點，工作壓力大，血脂或者膽固醇都可能超標。這類人群最好每年檢測一次血脂。

 為什麼女性停經後容易血脂高？

心血管疾病是導致中國女性死亡的首位原因。女性發生心血管疾病的時間比男性大約晚10年，但是停經後女性心血管疾病患病率顯著升高。

雌激素具有直接及間接的心血管保護作用。雌激素可以直接調節肝臟對脂蛋白的合成與清除，並調節脂蛋白的修飾，是脂質合成與氧化的重要調節因子。雌激素通過增加肝臟對極低密度脂蛋白（VLDL）的分泌及降低外周組織脂蛋白脂肪酶活性作用，升高循環中的三酸甘油酯（TG）水準；通過上調肝臟低密度脂蛋白（LDL）受體表達，增強肝臟對低密度脂蛋白-膽固醇（LDL-C）的攝取，進而降低LDL-C水準。雌激素具有較強的抗氧化活性，可減輕低密度脂蛋白的氧化修飾。此外，雌激素主要通過上調肝臟對高密度脂蛋白的合成和載脂蛋白（AI）的表達，降低肝脂蛋白脂肪酶活性，從而減少肝臟對高密度脂蛋白的攝取。

停經後雌激素的缺乏可引起血脂異常、糖代謝異常、血壓升高、交感神經緊張、內皮功能受損及血管炎症反應等變化，這也就意味著女性停經後更容易血脂高。

高血脂症患者為什麼一定要戒菸？

　　研究顯示，吸菸會引起或加重血脂異常。吸菸者，特別是每天吸菸超過20支的，血清總膽固醇水準和三酸甘油酯水準顯著高於非吸菸者。吸菸還會降低血清高密度脂蛋白膽固醇水準，並且吸菸的量愈大，血清高密度脂蛋白膽固醇水準就愈低。高密度脂蛋白膽固醇可以把脂質從肝臟中轉運出去而代謝掉，從而可以降低血脂。而吸菸導致血清高密度脂蛋白膽固醇的降低會影響血脂代謝，產生高血脂症。

　　另外，經常吸菸者，身體裡的低密度脂蛋白長期暴露於煙霧中容易被氧化修飾，形成對血管危害更大的氧化型低密度脂蛋白顆粒。這些都會導致高血脂症的發生或者使已經有的高血脂症更加嚴重。

　　二手菸也同樣會引起人體血清高密度脂蛋白膽固醇水準下降、總膽固醇水準升高，血脂的代謝紊亂和吸菸者類似。因此及早戒菸可使紊亂的血脂代謝逐漸恢復，於人於己都有益。

 處於生長發育期的兒童血脂也會高嗎？

　　雖然高血脂症人群主要是中老年男性和停經後的女性，但是最近幾年高血脂症有年輕化的趨勢。來自《中國居民營養與慢性病狀況報告（2015）》的數據顯示，6～17歲兒童青少年超重率由2002年的4.5%上升到2012年的9.6%，6～17歲兒童青少年肥胖率由2002年的2.1%上升到2012年的6.4%。

　　由於學生及家長對合理膳食、適量運動等健康生活方式知識知曉率的不足，中小學生中挑食、厭食、偏食者日益增多，很多學生養成了喜吃零食、不愛吃主食的習慣。很多學生和家長缺乏合理營養知識，學生片面地攝入高脂肪、高蛋白食物，加上運動量不足，學生超重、肥胖率逐年升高。

　　兒童的血脂也是會高的，最好讓孩子進行適宜的體能訓練，促進生長激素的分泌，提高免疫力，增強機體代謝，遠離高血脂症。而有危險因素的孩子建議進行血脂檢查，這裡的危險因素指肥胖、不愛運動、整天坐在電腦電視前的「靜坐式」生活、過度攝入高脂高熱量的食物以及有高血脂症遺傳家族史。

 17 高血脂症的治療需要從哪些方面入手？

　　高血脂症是由飲食和代謝共同構成的，因此高血脂症的治療方式分三步：健康飲食結構、改善生活方式、積極藥物治療。

　　健康飲食結構，即限制高脂肪食品，選擇膽固醇及三酸甘油酯含量低的食品，這樣可以減少膽固醇及三酸甘油酯的吸收，有助於控制血脂。菜肴以蒸、煮和涼拌為主，做菜少放油，少吃或者不吃煎炸的食品，少吃人造奶油食物，食物最好以水果和蔬菜為主。

　　改善生活方式，首先要減肥，以每個月減重1～2千克為宜。戒菸限酒，適量飲酒可使冠心病的患病率下降，而酗酒或長期飲酒，則可以使血液中低密度脂蛋白的濃度增高引起高膽固醇血症。避免情緒過度緊張、過度興奮。積極進行體能訓練，以行走、游泳、騎車等有氧運動為宜。

　　積極藥物治療，通過改變飲食結構以及生活方式的辦法仍然不能很好地控制血脂的患者，最好在醫生的指導下選擇藥物治療，與此同時繼續堅持飲食控制和運動。

治療高血脂症採取的方法是什麼？

發現自己得了高血脂症後，很多人立刻要求吃藥降低血脂。事實上，輕微的血脂升高可以不用藥物治療，而通過調整生活方式、飲食習慣入手。部分情況下經過治療後，血脂可以控制在正常水準，不再需要藥物治療。比較嚴重的高血脂症，經過調整飲食習慣、生活方式、運動鍛煉之後，如果仍然高於正常水準，再在醫生的指導下，結合病情進行藥物治療，同時配合非藥物治療的方式以取得更好的治療效果。

 為什麼需要控制血脂？

血脂長期處於較高水準首先會導致動脈粥狀硬化。大量的脂蛋白類物質在血漿中沉積，會增加血液黏度，降低血液流速，並且大量的脂蛋白會黏附在動脈血管壁上，將導致血管硬化。

其次，人體形成動脈粥狀硬化之後，血液流通不暢，會導致血壓升高。而且高血壓一旦形成，就會使血管經常處在痙攣的狀態，很容易引起腦血栓和腦栓塞。且動脈粥狀硬化形成之後，冠狀動脈會發生狹窄，其內的血流量就會變小，造成心肌缺血，導致心絞痛，從而形成冠心病。

血脂長期處於較高水準還會導致肝功能受損，出現脂肪肝，使肝動脈向粥狀硬化方向發展，致使肝小葉受損，進而導致肝硬化。

 降血脂藥有哪些？

調脂藥物種類繁多，各有特點。

①主要降低三酸甘油酯的藥物。影響脂質合成和代謝，常用貝丁酸

（Fibrates）類藥，包括氯貝丁酯、非諾貝特、吉非貝琪、利貝特、苯紮貝特。

② 減少低密度脂蛋白合成的藥物。菸鹼酸、吉非貝琪、阿昔莫司、普羅布考。

③ 主要降低膽固醇的藥物。羥甲戊二醯輔酶A還原酶抑制藥（他汀類）可以抑制羥甲戊二醯輔酶A還原酶，抑制肝臟合成膽固醇，促使低密度脂蛋白降解而降脂，同時增加高密度脂蛋白水準。常用洛伐他汀、辛伐他汀、普伐他汀、氟伐他汀、阿托伐他汀、瑞舒伐他汀鈣（舒夫坦）。

④ 影響膽固醇以及膽酸吸收的藥物。考來烯胺、考來替泊、普羅布考。

⑤ 增加高密度脂蛋白水準的藥物。苯紮貝特、阿昔莫司。

⑥ 保護動脈壁藥物。對抗動脈粥狀硬化和粥狀斑塊的形成，常用硫酸軟骨素、糖酐酯鈉、藻酸雙酯鈉、泛硫乙胺。

⑦ 擴張血管和抗血栓藥物。降低三酸甘油酯，降低血液黏稠度，穩定膜電位，常用ω-3脂肪酸（Omega-3脂肪酸，魚油）。

作用	用藥
降低三酸甘油酯	貝丁酸類，如氯貝丁酯、非諾貝特、吉非貝琪、利貝特、苯紮貝特
減少低密度脂蛋白合成	菸鹼酸、吉非貝琪、阿昔莫司、普羅布考
降低膽固醇藥	羥甲戊二醯輔酶 A 還原酶抑制藥（他汀類）。如洛伐他汀、辛伐他汀、普伐他汀、氟伐他汀、阿托伐他汀、瑞舒伐他汀鈣（舒夫坦）
影響膽固醇以及膽酸吸收	考來烯胺、考來替泊、普羅布考
增加高密度脂蛋白水準	苯紮貝特、阿昔莫司
保護動脈壁	硫酸軟骨素、糖酐酯鈉、藻酸雙酯鈉、泛硫乙胺
擴張血管和抗血栓藥	ω-3 脂肪酸

為什麼使用降血脂藥物前要檢查肝功能？

　　降脂藥一般經過肝臟代謝，是通過肝臟中的一些酶來起作用的。肝臟功能正常的人，降脂藥對肝臟的功能影響很小。對於少數人，降脂藥可能會損傷肝臟功能，引起黃疸，會有皮膚和眼睛變黃、小便也變黃等現象。但是對於肝臟已經存在有病變，肝細胞已經受損的人，降脂藥對肝臟的損傷作用就比較明顯了，可以引起肝臟腫大、轉胺酶升高，部分人還會出現黃疸等。所以，在使用降脂藥前一定要請醫生對自己的肝臟進行評估。

　　有肝臟病變的人，要慎重選擇和使用降脂藥。要在醫生的指導下，小劑量、謹慎使用，嚴密觀察。在服用藥物的過程中要定期檢查肝功能，發現肝臟功能異常就需要停藥或者換其他藥物。有很少數肝臟正常的人在使用降脂藥後也會出現肝臟異常，這時候就需要醫生綜合分析判斷病情，調整治療方案。既不可因為擔心影響肝功能就放棄使用降脂藥，也不要盲目使用降脂藥而嚴重損傷肝功能。

 為什麼說降血脂藥物不能隨便停藥？

　　不少服用降脂藥的患者在去醫院複檢後看到自己的血脂正常了就自己隨意停了藥，這種做法是不對的。指數正常並不意味著動脈粥狀硬化斑塊消失，不繼續服用降脂藥持續進行控制，甚至還會出現新斑塊，血管會更加脆弱，增加再次發病風險。

　　大部分高血脂症患者同時都伴隨有冠心病、糖尿病，服用的是他汀類降脂藥，他汀類降脂藥不僅僅能降脂，同時還有抑制斑塊的生長、穩定斑塊、防止血管破裂的作用，因此明確有冠心病，尤其是發生過不穩定心絞痛、心肌梗塞的患者，或者伴有糖尿病的患者，都應該遵醫囑堅持服用降脂藥。

Q23 降血脂真的是愈低愈好嗎？

　　不少人進入了一個誤區，認為血脂降得愈低愈好。其實，對一般人而言，降血脂的目標不是愈低愈好，而是降到正常範圍就好。對於既往有冠心病、心肌梗塞等病史的患者，應聽從醫生的專業指導意見。

　　不要一看到膽固醇指數高就過分害怕，而無限制地節制飲食或者服用降膽固醇藥。其實膽固醇是構成人體細胞膜的重要原料，人體內營養物質的吸收和廢物的排出，藥效的產生、訊息的傳遞、免疫反應的作用等都與細胞膜息息相關。如果膽固醇缺少，就會影響生物膜的構成，進而影響它的一系列生理作用。另外，膽固醇不足會影響體內雄激素、雌激素的合成，從而影響男性、女性的生理功能，比如男性陽痿、女性不孕等。國外對膽固醇多年研究認為，膽固醇太低會增加出血性腦中風、結腸癌、肝癌、肺癌、胰腺癌的危險；有的研究甚至認為血清膽固醇過低的人易患憂鬱症，並有自殺行為或自殺傾向。因此，合理的降脂目標因人而異。

 Q24 血脂指數高應該如何安排複檢？

　　對於血脂略微升高無需用藥的患者，在改善生活方式一段時間後，最好去醫院複檢看各項血脂數據是否有變化，在排除了年齡、性別、有無吸菸、有無早發心血管疾病家族史和血壓、血糖等各種影響因素後，假如相關指數恢復正常，那就說明病情可以控制，只需繼續保持良好的生活方式，無需服藥，但仍需定期複檢。但是如果經過積極的飲食結構調整和規律運動後，血脂數據仍高於相應年齡及疾病的正常值，就需要服用降脂藥。

　　對於長期用藥的患者，即使吃了調脂藥，患者還要保持良好的生活方式，服藥1～2個月後去醫院複檢血脂指數，如果膽固醇、三酸甘油酯和低

密度脂蛋白等指數達到目標值或接近正常且無其他副作用，則說明用藥有效，可繼續按照原劑量繼續服用，下一次複檢可在3個月後。如果服用降脂藥後複檢結果各項指數並無明顯改善，則需要調整藥物劑量或種類，然後1～2個月後繼續複檢。

 高血脂症患者為什麼會耳背？

　　高血脂症對聽力的影響是一個緩慢的過程，高血脂症可引起內耳脂質沉積，過氧化脂質增加，直接導致內耳細胞損傷，血管萎縮，從而引起中老年性耳聾。此外，高血脂症患者往往血液黏稠，流動性差，血小板聚集性增加，易發生動脈粥狀硬化，而內耳動脈沒有側枝循環，血流緩慢、供血不足，可能引起內耳微循環灌流障礙，進而影響內耳聽力。積極治療高血脂症不僅僅防止動脈粥狀硬化，還可以防止老年性耳聾。

 高血脂症對孕婦和胎兒有哪些危害？

　　孕婦患高血脂症可引起全身各臟器的改變。會引起腦部動脈痙攣，引起腦組織缺血、水腫，出現頭暈、頭痛、噁心、嘔吐和抽搐等症狀，嚴重時腦部血管收縮伴有血管栓塞，出現點狀出血；可引起腎臟缺血、蛋白尿、少尿，嚴重者可出現腎功能衰竭；心臟冠狀動脈供血不足時，可使心肌缺血，出現水腫及點狀出血與壞死，心臟負擔加重，心臟衰竭；重度子癇前症時，可引起肝臟表面出血，而有上腹部不適，嚴重時形成血腫，甚至肝破裂出血；視網膜小動脈痙攣、缺血以及高度水腫時，出現眼花、視力模糊，嚴重時可引起暫時性失明。這些僅是對孕婦的影響，對胎兒的影響更不容忽視。

　　孕婦高血脂症會引起胎盤螺旋動脈呈急性粥狀硬化，胎盤血管破裂可致胎盤早期剝離。孕婦血脂高會對胎盤造成供血不足，這樣必然影響胎兒的生長發育。如果在此基礎上再發生血管內栓塞，則更易促使胎兒窒息甚至死亡，即發生胎兒窘迫。

27 為什麼孕婦容易血脂高？

　　大多數血脂高的孕婦是許多因素造成的結果。

　　首先是飲食，因為懷孕後很多孕婦唯恐營養跟不上，虧了肚子裡的孩子，過多地補充高脂肪、高膽固醇的食品，每餐吃得過飽，還經常自己加餐，這種情況下就有可能造成血脂高。此時最好在醫生的建議下重新規劃飲食。

　　其次，運動量少，不少孕婦擔心運動或活動導致流產，所以就儘量不運動，家務也儘量不做，加上吃的多，這樣下去，血脂水準自然會升高。

　　此外，孕期因為激素水準不穩定，生活無規律，常出現失眠、過度勞累、焦慮、憂鬱，這些因素都會讓脂質代謝紊亂。因此，孕期血脂高還是需要定期檢查血脂、合理飲食調養、適量運動。

28 孕婦血脂高怎麼辦？

　　孕期是女性非常特別的一個時期，受激素影響加之孕期飲食量增加，有些女性就容易出現高血脂症的症狀。程度不同，症狀表現不一，一旦出現也不要有心理負擔，先聽從醫生建議，找出血脂高的原因再進行治療。

　　通常給予血脂高的孕婦的治療方式是生活方式調整，根據血脂異常的程度、分型以及年齡、運動強度制定食譜，飲食中減少飽和脂肪酸、動物

膽固醇攝入，補充植物固醇和可溶性纖維。多吃芹菜、洋蔥、絲瓜等高纖維降血脂的食物。限制高脂肪、高膽固醇類飲食，如動物腦髓、蛋黃、雞肝、牛油等。脂肪攝入量每天限制在30～50克。醣類食品也要限制，不吃甜食和零食。

運動是預防血脂過高的重要措施之一。雖然孕期不宜做劇烈的運動，但適當的、強度不大的運動（比如散步）還是很有必要的。每天散步30分鐘，有利於降低血脂，還有利於生產。

 高血脂症容易引發哪些疾病？

高血脂症會導致動脈內膜局部出現脂質類積聚、出血和血栓形成、纖維組織增生和鈣質沉澱，並有動脈中層的逐漸蛻變和鈣化，彈性減退、管腔狹窄甚至完全閉塞，造成組織缺血或壞死，如累及冠狀動脈可引起心絞痛或心肌梗塞；如累及下肢動脈可引起間歇性跛行或下肢壞死；累及腎動脈可引起高血壓或腎臟萎縮。

高血脂症還可引起脂肪肝或肥胖，還可併發高血壓、動脈粥狀硬化、糖尿病、血小板功能亢進症。

此外，40歲以上者還可引起角膜老年環，即高血脂症引起的眼底改變，這是由於含有三酸甘油酯的大顆粒脂蛋白沉積在眼底小動脈引起的光散射所致，常伴有高三酸甘油酯血症，並有乳糜微粒症的特徵表現。

 高血脂症患者飲食上應注意什麼？

①少吃含膽固醇高的食物，如蛋黃和動物內臟等。
②少吃含碳水化合物較多的食物，如馬鈴薯、山藥、芋頭、藕等應少

用，或者食用後減少相應的主食量。

③少吃富含飽和脂肪酸的食物：如花生、核桃、豬油、牛脂肪、羊油、奶油、牛油等應少用。

④少吃醣類或者含糖量高的食品，如白糖、紅糖、葡萄糖及糖果、糕點、果醬、蜜餞、冰淇淋和甜飲料等甜食。水果中糖分較多者，也不宜多食。

⑤酒類熱量高，不飲或少飲為宜。

⑥咖啡中的咖啡因會增加體內的膽固醇，應儘量少喝咖啡。

⑦不吃或少吃油炸食品。

對於合併有糖尿病、高血壓、冠心病等患者，應該進行更加嚴格的飲食控制。

31 血脂高能不能吃雞蛋？

在《中國居民膳食指南》（2016版）中，建議每日攝入的膳食膽固醇不宜超過300毫克；如果是高血脂症者則應限制，每日膳食量應不超過200毫克。那麼一個雞蛋會不會超標呢？實際上，一個中等大小的雞蛋黃約15克左右，每克雞蛋黃裡約含有1.51毫克膽固醇，如此計算下來，一個中等大小的雞蛋黃裡約含有225毫克膽固醇。但蛋黃是蛋類中的維生素和礦物質的主要來源，尤其富含磷脂和膽鹼，對健康十分有益，儘管膽固醇含量較高，但若不過量攝入，對人體健康不會產生負面影響。除了雞蛋之外，每日膳食還會攝入其他膽固醇，因此，在均衡飲食的情況下，高血脂症患者最好兩天吃1個雞蛋。

血脂高是否還能吃肉？

　　有的人聽說肉類的膽固醇含量很高就不敢吃了，害怕吃肉會引起高血脂症。有些已經有高血脂症的人更是「談肉色變」，對肉敬而遠之。還有的人認為吃素不吃肉就能控制血脂，甚至可以把高了的血脂降下來。這些都是錯誤的觀念。

　　人體需要從飲食中獲得各種營養物質，肉類食物富含大量動物蛋白質等人體必不可少的營養物質，並且這些營養物質不能夠簡單通過吃素食等途徑代替。完全素食、偏食對身體是很不利的，很容易導致人體內各種營養物質的失衡，進而導致營養不良、骨質疏鬆症等。所以，不應該因為害怕引起高血脂症就完全不吃肉，只吃素食。已經有高血脂症的人也不必過於限制肉食，當然也不能夠多吃。需要注意的是，做肉食的時候一定要控制油的攝入量。少用煎、炸、炒等用油多的烹調方式，而以採用煮、蒸、燉、煲、涼拌等烹調方式為好。另外，重要的是應該保持積極運動和健康的生活方式。這樣，既可以享用肉食的美味，又不會因為吃肉食而增加血脂。

 為什麼血脂高的人需要控制飲酒？

　　有資料顯示，適量飲葡萄酒，尤其是紅葡萄酒，可以提高高血脂症患者體內高密度脂蛋白的含量，降低低密度脂蛋白水準，對身體有一定的益處。但是僅限於少量的葡萄酒，以每天20毫升紅葡萄酒為宜。其他的酒類則沒有調節血脂的功效。

　　白酒除了提供更多熱量，極易造成熱能過剩而導致肥胖外，還可導致血清三酸甘油酯和極低密度脂蛋白的升高。若飲酒同時攝入過量的脂肪，會導致血清三酸甘油酯的持續升高，體重增加。這些都容易導致高血脂症。

　　飲酒不一定都會引起明顯的高血脂症，但大多數長期飲酒者往往有高血脂症。有了高血脂症的患者再大量飲酒就會出現嚴重問題。長期飲酒會使人的血壓明顯升高，而大部分高血脂症患者都患有高血壓，血壓的升高必將導致更大的腦梗塞或者腦出血等風險。另外，三酸甘油酯明顯升高的患者大量飲酒會引發急性胰臟炎，嚴重威脅生命安全。急性胰臟炎起病急、病情重，治療效果不佳，嚴重的急性出血性胰臟炎患者死亡率可高達50%以上。所以，高血脂症患者應該少喝酒，最好能夠禁飲。有嚴重併發症的高血脂症患者，如有心、腦、腎等重要臟器的損害，更加不要喝酒。

高血脂症患者如何科學用油？

　　飲食離不開油，烹調油除了可以增加食物的風味，還是人體必需脂肪酸和維生素E的重要來源，並且有助於食物中脂溶性維生素的吸收利用。但是過多脂肪攝入會增加慢性疾病發生的風險。

　　科學用油包括「少用油」和「巧用油」，即控制烹調油的食用總量不超過30克/天，血脂高的患者還可以將這個量減少一些，並且搭配多種植物油，儘量少食用動物油和人造牛油或起酥油。要想「少用油」，最好選用帶刻度的油壺來控制炒菜用油，選擇合理的烹飪方法，如蒸、煮、燉、拌等，使用煎炸代替油炸；少吃富含飽和脂肪和反式脂肪酸的食物，例如餅乾、蛋糕、糕點、加工肉製品以及薯條、薯片等。

　　動物油的飽和脂肪酸比例較高，植物油則以不飽和脂肪酸為主。不同植物油又各具特點，橄欖油、茶油、菜籽油的單元不飽和脂肪酸含量較高，玉米油、葵花籽油則富含亞麻油酸，胡麻油（亞麻籽油）中富含α-亞麻油酸。因此應當經常更換烹調油的種類，食用多種植物油，減少動物油的用量。

深海魚油能起到降血脂的作用嗎？

　　研究發現，深海魚油中富含二十碳五烯酸（EPA）和二十二碳六烯酸（DHA）。EPA被譽為「血管清道夫」，可有效降低血液中脂肪的含量，去除血管中的有害脂類；有調節血脂、降低血液黏稠度、預防動脈粥狀硬化、腦血栓和腦梗塞及改善腦供血不足、頭暈頭疼等症狀的功能。DHA被譽為「護腦專家」，能使心腦血管柔軟而富有彈性，促進腦細胞的生長和發育。患有高血脂症的人經常食用深海魚油應該是很有益的。

　　但是將其製作成保健品，魚油中的EPA和DHA的含量如果達不到一定的標準是起不到任何作用的。而且深海魚油極易被氧化，氧化後的深海魚油會產生大量自由基，反而對人體有害。因此對深海魚油的態度還是應當謹慎，不要過度迷信。

 什麼是地中海飲食？

　　營養學家發現生活在歐洲地中海沿岸的義大利、西班牙、希臘、摩洛哥等國居民心臟病發病率很低，普遍壽命長，且很少患有糖尿病、高膽固醇等現代病，經過大量調查分析發現這與該地區人們的飲食結構有關，地中海飲食（Mediterranean diet）由此得名。

　　地中海飲食的主要特點是日常飲食中以水果、蔬菜、乾果、豆類、未精製的穀類為主，食用的油類主要是橄欖油，而肉類則以魚肉和禽肉為主，並適量飲用水果酒。

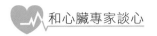

為什麼「地中海飲食」能起到降脂的作用？

這要從地中海飲食的特點說起。

蔬菜水果裡包含人體必需的維生素C、β-胡蘿蔔素、葉酸等，這些營養素的重要功能之一就是降低心臟病和各種癌症的發病率。

魚肉，脂肪含量相對較低，且含有較多的不飽和脂肪酸，有些魚類富含二十碳五烯酸（EPA）和二十二碳六烯酸（DHA），對預防血脂異常和心血管疾病等有一定作用。相較豬肉、牛肉等，魚肉脂肪含量低，脂肪酸組成也較為合理。

五穀雜糧可提供更多的維生素B群、礦物質、膳食纖維等營養成分及有益健康的植物化合物（植化素）。豆類富含優質蛋白質、必需脂肪酸、維生素E，並含有大豆異黃酮、植物固醇等多種植物化合物。堅果也富含脂類和多元不飽和脂肪酸、蛋白質等營養素，是膳食的有益補充。

橄欖油含有大量的單元不飽和脂肪酸。單元不飽和脂肪酸除能供給人體熱能外，還能調整人體血漿中高、低密度脂蛋白膽固醇的比例，能增加人體內的高密度脂蛋白（「好膽固醇」）的水準並降低低密度脂蛋白（「壞膽固醇」）水準，從而能防止人體內膽固醇過量。

地中海飲食的特點正是醫生推薦給高血脂症患者合理膳食的最佳總結，即高纖維、高維生素、低脂、低熱量。

高血脂症患者為什麼慎用維生素 E ？

維生素E是一種常見維生素，其水解產物為生育醇。它具有延緩衰老、提高免疫力及抗疲勞的作用，不少人將維生素E當做保健品來服用，但需要注意的是，如果是在服用他汀類藥物的高血脂症患者，最好避免攝入過多維生素E。

　　這是因為維生素E在體內會提高輔酶Q_{10}的分解速度，而他汀類藥物在抑制膽固醇合成的同時則會抑制體內輔酶Q_{10}的生成。輔酶Q_{10}又稱泛醌（縮寫UQ），為脂溶性醌類化合物，是人類健康不可缺少的重要元素之一，在身體細胞內參與能量製造及活化，有清除自由基和加強組織新陳代謝等功能，是防止動脈（尤其是心腦血管）硬化形成最有效的抗氧化成分。如果他汀類藥物和大量維生素E合用，會影響輔酶Q_{10}對心腦血管的保護作用。

 什麼樣的運動有助降血脂？

　　運動對機體的脂質代謝具有積極的影響，能提高脂蛋白脂酶的活性，加速脂質的運轉、分解和排泄。鍛煉時運動強度的大小，是獲得良好調節血脂效果的關鍵。運動強度過小，就收不到鍛煉效果。不過，也要避免矯枉過正，運動強度過大，可能會誘發心臟病發作，甚至出現意外事故。

　　一般來說，患有高血脂症而無其他合併症者應保持中低強度運動量，即每天鍛煉不少於30分鐘，每週鍛煉不少於三次。做中低強度耐力運動時，脂肪組織和肌肉中的脂肪酸會游離出來，從而滿足機體的能量需求。做高強度運動時，肌糖原分解，乳酸生成增加，反而抑制身體脂肪的運用。對有輕度高血壓、肥胖等併發疾病的患者應自行掌握，以鍛煉時不發生明顯的身體不適為原則。

　　運動方式可根據自己的情況及環境而定，走、慢跑、走跑交替、騎自行車、上下樓梯、爬山、游泳、划船、滑冰、滑雪等需要持續一定時間的健身性運動，都屬於耐力運動。耐力運動可以使血脂發生有益性改變，運動者鍛煉後總膽固醇水準下降，低密度脂蛋白膽固醇水準下降，高密度脂蛋白膽固醇水準升高。只要持之以恆，保持一定強度的運動量，就能實現預防和治療高血脂症、降低冠心病等心腦血管疾病的患病率。

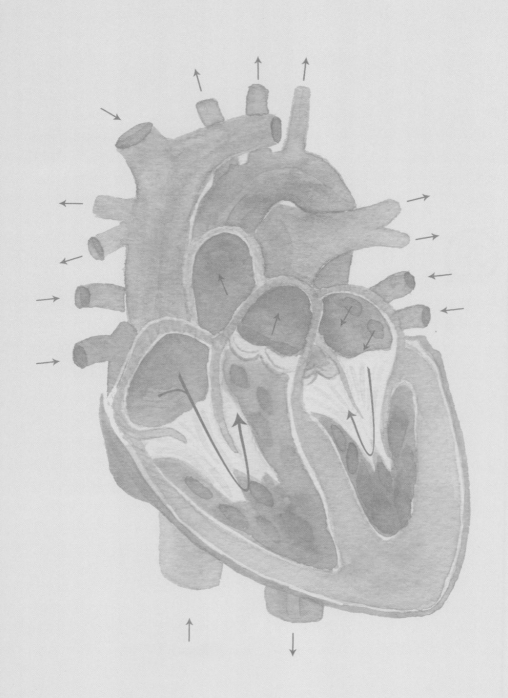

Part 5 心臟衰竭

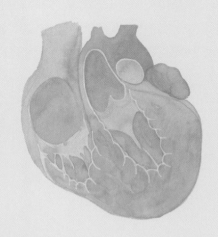

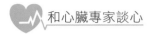

 什麼是心臟衰竭？

　　心臟衰竭簡稱心衰竭。心臟好像一個「水泵」，周而復始地泵出血液來滿足身體的代謝需要。而心臟衰竭則是由於各種原因導致心臟的泵血功能障礙，從而引起靜脈回流心臟的血液受阻，同時由於「泵」功能的減退，心臟不能將足夠的血液泵入動脈系統，即輸出血量不能夠滿足身體代謝的需要，器官和組織中的血液也不能順利回流到心臟，最終導致組織器官血液灌注不足，產生各種臨床症狀，這種狀態就叫做心臟衰竭。

 為什麼說「心衰猛於虎」？

　　心臟衰竭本身並不是一種獨立的心血管疾病，而是許多心臟疾病的終末階段。據統計，歐洲40多個國家近8億人口中，心臟衰竭患者約占5%。而中國對50家醫院住院病例的調查發現，心臟衰竭住院率占同期心血管疾病的20%，死亡率卻占40%，患者5年存活率與惡性腫瘤相仿，預後極其兇險。70歲以上老人中，每10個人可能就有一個人患有心臟衰竭，也是目前心血管疾病導致患者死亡的第一原因，幾乎所有的心血管疾病最終都會導致心臟衰竭的發生。

　　由於心臟衰竭的機制十分複雜，其臨床表現多種多樣，並不能及早地被人們發現，很多患者常被診斷為呼吸、消化，甚至神經精神系統疾病，從而延誤了病情，錯過了最佳的治療時機。因此說心臟衰竭的兇險性猛於虎也。

心臟衰竭有幾種類型？

　　根據心臟受損病因、部位、程度等，可將心臟衰竭分為：急性心臟衰竭和慢性心臟衰竭；左心衰竭、右心衰竭和全心衰竭；收縮功能障礙（收縮性）、舒張功能障礙（舒張性）或混合型心臟衰竭；低動力型和高動力型心臟衰竭；前向性和後向性心臟衰竭；以及有症狀和無症狀型心臟衰竭等多種類型，其中以慢性收縮性心臟衰竭最為常見。

 左心衰竭和右心衰竭的區別是什麼？

　　心臟衰竭是心臟病的晚期階段，由於心臟功能的減退，心臟不能排出足夠血液以供養全身組織和器官的代謝需要，產生各種臨床症狀。

　　左心衰竭是指左心室代償功能不全而發生的心臟衰竭，以肺循環淤血為特徵，時常表現為呼吸困難，程度由輕至重表現為：活動時乏力、不能平臥或平臥後咳嗽、咳白色泡沫似的痰、夜間陣發性呼吸困難、端坐呼吸、心因性哮喘以及急性肺水腫。當出現急性肺水腫時患者可併發呼吸衰竭，如伴發低氧、二氧化碳滯留，此時患者可能出現頭暈、嗜睡、煩躁，嚴重時可出現休克，甚至猝死。

　　單純的右心衰竭主要見於肺因性心臟病及某些先天性心臟病，以體循環淤血為主要表現。右心衰竭的症狀主要是體循環和腹部臟器淤血引起的，如食欲缺乏、噁心、嘔吐、腹脹、腹瀉、右上腹痛等，伴有心悸、氣短、乏力等心臟病症狀和原發病症狀。

Q05 心臟衰竭病因是什麼？

　　引起心臟衰竭的病因很多，總結起來主要包括心肌本身的損害及心臟負荷過重兩種情況。

　　最常見的心肌損害為冠心病、心肌梗塞，由於心肌缺血、缺氧或心肌的直接壞死而導致心臟結構改變，最終發生心臟衰竭。其他導致心肌損害的疾病如心肌炎、心肌病也較為常見，還有一些少見的心臟疾病（心肌代謝性疾病如糖尿病心肌病、心臟類澱粉沉積症等）也是導致心臟衰竭的重要原因。

　　心臟的負荷包括前負荷及後負荷。前負荷是指回流心臟的血容量突然增加，也稱容量負荷，如心臟的瓣膜關閉不全、心內或大血管內分流性疾病（房室間隔缺損、動脈導管未閉、主動脈竇瘤破裂、動靜脈廔管）等，過多回流的血液必然導致心室腔的代償性增大，久而久之心肌結構及功能發生了改變而引發心臟衰竭。心臟的後負荷是指心臟將血液泵入動脈系統的阻力，導致阻力增加的原因如肺動脈高壓，體循環高壓（原發性和繼發性高血壓），左、右心室流出道狹窄以及主、肺動脈口狹窄等，由於阻力增加，心臟要克服阻力而產生代償性心肌肥厚，持久的心肌負荷過重，必然使心肌結構功能發生改變，最終導致心臟衰竭的發生。

 Q06 哪些因素容易誘發心臟衰竭？

　　大多數的心臟衰竭都有誘發因素，這些誘發因素對心臟衰竭的影響，往往大於原有的心臟病，因此糾正或控制誘因，是防治心臟衰竭的重要環節。

①感染。尤其呼吸道感染是心臟衰竭最常見的誘因，其次是風濕活動、泌尿系統感染及消化系統感染。感染性心內膜炎是導致心臟病病情迅速惡化的重要原因。

②過度體力活動、疲勞、情緒激動和緊張。

③妊娠和分娩都會使心臟的負擔加重。

④心律失常。特別是快速心律失常，如陣發性房顫、陣發性心室性或上心室性心搏過速；嚴重心搏過緩，如完全性房室傳導阻滯等。

⑤輸血或輸液（尤其含鈉液體）過多、過快。

⑥電解質紊亂和酸鹼失衡。

⑦藥物作用。如使用負性肌力藥或抑制心肌收縮力藥、滯留水鈉製劑以及洋地黃類正性肌力藥用量不足或應用不當等。

 為什麼得了心臟衰竭必須戒菸限酒？

　　吸菸有害健康，這是再熟悉不過的標語了。吸菸對心臟衰竭有害嗎？答案無疑是肯定的。吸一支菸後心率每分鐘會增加5～20次，收縮壓增加10～25mmHg。這是由於菸葉內含有尼古丁（菸鹼）會刺激中樞神經和交感神經，使心率加快，同時也促使腎上腺釋放大量兒茶酚胺，使小動脈收縮，導致血壓升高，這樣無疑會增加心臟工作的負擔。

　　另外，香菸煙霧中的一氧化碳會經肺吸收進入血液，與血紅素結合成碳氧血紅素，導致血液的攜氧能力降低，進而血中的含氧量大大降低，使得心臟衰竭患者本身就嚴重缺血缺氧的心肌細胞雪上加霜，從而加速了心肌細胞壞死的過程。因此，有心臟衰竭的患者應戒菸。

　　飲酒後心臟收縮功能降低，心率加快，外周血管擴張，甚至許多健康人大量飲酒後可出現上心室性或心室性心律不整，這些都是由於酒精作用和交感神經興奮導致的，長期大量飲酒會導致心功能異常，心室收縮功能降低和心室擴大，直接導致心肌損害，加重心臟衰竭。

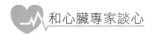

心臟衰竭如何分級？

目前，最普遍應用的心臟功能評價方法是美國紐約心臟病學會的心功能分級方法（NYHA分級）。

Ⅰ級：患者有心臟病，體力活動不受限制。日常活動不引起乏力、心悸、呼吸困難或心絞痛等症狀。

Ⅱ級：體力活動輕度受限。休息時無症狀，日常活動即可引起乏力、心悸、呼吸困難或心絞痛。

Ⅲ級：體力活動明顯受限。休息時無症狀，但進行一般體力活動或從事一般家務即可引起過度疲勞、心悸或心絞痛。

Ⅳ級：不能從事任何體力活動。休息時也有心功能不全或心絞痛症狀，進行任何體力活動均使不適增加。

也就是說級別愈高，心臟衰竭程度愈重。

Ⅰ級	體力活動不受限制	爬樓能爬到頂樓
Ⅱ級	體力活動輕度受限	爬樓能爬到三樓
Ⅲ級	體力活動明顯受限	爬樓能爬到二樓
Ⅳ級	不能從事任何體力活動	不能爬樓

什麼是 6 分鐘步行試驗？

6分鐘步行試驗通過評定慢性心臟衰竭患者的運動耐力評估心臟衰竭嚴重程度和療效。要求患者在平直走廊裡儘快行走，測定6分鐘的步行距離，根據US Carvedilol研究設定的標準，6分鐘步行距離小於150米為重度心臟衰竭，步行距離在150～450米為中度心臟衰竭，步行距離大於450米為輕度心臟衰竭。

為什麼肥胖會引起心臟衰竭？

　　最近美國科學家的發現，即使是中等程度的體重超重或肥胖，也會增加導致心臟衰竭的危險。據統計，肥胖使得美國14%的女性和11%的男性發展成為心臟衰竭。另有研究表明，身體質量指數（BMI）每升高1個單位，男性和女性的心臟衰竭發生風險分別增加5%和7%。

　　體重超重或肥胖導致心臟衰竭的原因如下：首先，肥胖的患者由於要保證身體整體組織器官的血液供應，心臟會「拚命」地工作，最終將導致心臟壁增厚，即心臟肥大。其次，肥胖患者容易發生代謝異常，出現高血脂、高血糖等，會導致血管壁損傷、血管狹窄，心肌供血減少。

 心臟衰竭患者為什麼會在入睡後呼吸困難？

　　在許多心臟衰竭的患者中，夜間往往會出現陣發性呼吸困難，表現為入睡後突然由於憋氣而驚醒，被迫採取坐位來緩解憋氣的症狀，較輕患者坐起來後症狀可逐漸緩解，較嚴重的患者則需要立即到醫院救治。

　　這是因為平躺後，過多的血液分流到肺臟內，而導致肺血容量增加，引起肺臟淤血、水腫。夜間睡眠時迷走神經興奮性增強，導致氣管收縮、氣道分泌物增多。平躺後膈肌上抬，肺活量減少，從而影響肺內的氣體交換。因此心臟衰竭患者晚上睡眠後容易出現呼吸困難加重的情況。

 下肢水腫就代表患上心臟衰竭了嗎？

　　不少有心臟病的患者一發現自己雙下肢水腫就會緊張得去看醫生，問醫生是不是自己心臟衰竭了，這個想法並不完全正確。周圍部位水腫，常

多見於人體低垂部位，如患者採取坐位或半臥位時，水腫見於雙下肢、陰囊、陰唇、骶骨前、腹壁，並可見胸水、腹水，嚴重時可見到水腫液體自下肢、陰囊、腹壁向下流淌。

　　一些有心臟病的患者如果出現雙下肢水腫，的確會首先考慮是否由於心臟衰竭導致體循環淤血所致，但是很多嚴重水腫是由於重度液體滯留、靜脈壓增高、白蛋白嚴重降低、膠體滲透壓降低等綜合原因所致。因此，周圍水腫絕不是心臟病的「專利」，它可見於腎臟疾病（尤其腎臟病症候群）、肝臟疾病（尤其肝硬化）、營養不良、甲狀腺機能減退等。因此，患者出現雙下肢水腫時最好先排除心臟衰竭外的其他原因。

⒀ 為什麼心臟衰竭患者容易食欲差、腹脹？

　　很多人都認為食欲差、腹脹是消化系統的問題，出現這些症狀通常也是到消化內科就診。但實際上，食欲並不單純反映消化系統的問題，如果消化系統沒有異常，但持續存在食欲差，常常說明存在某種全身性疾病，如心臟衰竭等；對於患有嚴重疾病的患者來說，食欲變好或變壞，通常反映了疾病狀態的改善或惡化。

　　心臟衰竭為什麼會引起食差、腹脹呢？這是因為，當心功能不全時，胃腸道供血不足，會導致消化能力下降，引起食欲不佳。另一方面，胃腸道內血管的淤血，同樣會抑制食欲產生食欲差、腹脹。此外，嚴重心臟衰竭時，身體會釋放一些炎症因子，也是造成食欲下降的原因。在平時患有心功能不全的患者，如果突然出現明顯食欲下降，很可能是病情加重，最好及時就醫。

為什麼心臟衰竭患者容易心律失常？

　　心臟衰竭發生後特別容易併發心律失常，這是由於心臟衰竭晚期併發心室重塑、心肌衰竭、缺氧、酸中毒、電解質紊亂的結果。心臟衰竭後心房性、心室性的心律失常都很常見，但是房顫、室速、室顫在臨床上意義最為重要，也是心臟衰竭患者猝死的重要原因。

　　心臟衰竭與房顫互為因果，它們的存在將導致心臟衰竭的進一步惡化。一方面，由於房顫後心臟的射血功能將減少25%～30%，這對於心臟衰竭伴有房顫的患者心功能的惡化無疑是雪上加霜。另一方面，心臟衰竭併發房顫後，容易在心臟內形成附壁血栓，使心臟衰竭患者發生各類栓塞的風險也明顯增高。據統計，心臟衰竭後房顫患者腦栓塞年發生率為16%，大大加重了心臟衰竭患者不良預後的發生。

　　室早、室速、室顫是心臟衰竭後較為常見的、也是極易導致患者死亡的心律失常。在中重度心臟衰竭患者中，心室性心律不整導致猝死的比例占總死亡率的50%～60%。由此可見，心室性心律不整是心臟衰竭嚴重性的重要標誌之一。

得了心臟衰竭需要做哪些檢查？

① 實驗室檢查。

- 血漿利鈉鈦肽：利鈉鈦肽主要由心室肌合成和分泌，是心臟衰竭診斷、患者管理、臨床事件風險評估中的重要指數，未經治療者若利鈉鈦肽水準正常可基本排除心臟衰竭診斷，已接受治療者利鈉鈦肽水準高則提示預後差。

- 肌鈣蛋白：嚴重心臟衰竭或心臟衰竭失償期、敗血症患者的肌鈣蛋白可有輕微升高，但心臟衰竭患者檢測肌鈣蛋白更重要的目的是確

認是否存在急性冠狀動脈症候群。肌鈣蛋白升高，特別是同時伴有利鈉鉎肽升高，也是心臟衰竭預後的強預測因子。

- 常規檢查：包括血液常規、尿液常規、肝腎功能、血糖、血脂、電解質檢查等，對於老年及長期服用利尿劑、RASS抑制劑類藥物的患者尤為重要，甲狀腺功能檢測也不容忽視，甲狀腺功能亢進或減退均可導致心臟衰竭。

②心電圖。心臟衰竭並無特異性心電圖表現，但能幫助判斷心肌缺血、既往心肌梗塞、傳導阻滯及心律失常等。

③影像學檢查。

- X光檢查：是確認左心衰竭水腫的主要依據，並有助於心臟衰竭與肺部疾病的鑑別。
- 心臟超音波：更準確地評估各心腔大小變化及心瓣膜結構和功能，方便快捷地評估心功能和判斷病因，是診斷心臟衰竭最主要的儀器檢查。
- 放射性核種檢查：放射性核種心臟血池造影能相對準確地評估心臟大小和左心射血分數（LVEF），常同時行心肌灌注造影評價存活/缺血心肌，但在測量心室容積或更精細的心功能指數方面價值有限。
- 心臟核磁共振：能評價左右心室容積、心功能、階段性心室壁運動、心肌厚度、心臟腫瘤、先天性畸形及心包疾病等。
- 冠狀動脈造影：對於擬診冠心病或有心肌缺血症狀、心電圖或負荷試驗有心肌缺血表現者，可行冠狀動脈造影明確病因診斷。

④侵入性血流動力學檢查。主要用於病情嚴重威脅生命、對治療反應差的泵衰竭患者，或需對呼吸困難、低血壓、休克作出鑑別診斷的患者。

⑤心-肺運動實驗。僅適用於慢性穩定性心臟衰竭患者，在評估心功能並判斷心臟移植的可行性方面切實有效。

檢查手段		用途
實驗室檢查	利鈉鈦肽	心臟衰竭診斷、患者管理、臨床事件風險評估中的重要指數
	肌鈣蛋白	明確是否存在急性冠狀動脈症候群
	常規檢查	常規評估
心電圖		幫助判斷心肌缺血、既往心肌梗塞、傳導阻滯及心律失常等
影像學檢查	X 光檢查	確認左心衰竭水腫的主要依據，並有助於心臟衰竭與肺部疾病的鑑別
	心臟超音波	評價各心腔大小變化及心瓣膜結構和功能，方便快捷地評估心功能和判斷病因
	放射性核種檢查	相對準確地評價心臟大小和左心射血分數（LVEF）
	心臟核磁共振	評價左右心室容積、心功能、階段性心室壁運動、心肌厚度、心臟腫瘤、瓣膜、先天性畸形及心包病變等
	冠狀動脈造影	對於擬診冠心病或有心肌缺血症狀、心電圖或負荷試驗有心肌缺血表現者，可行冠狀動脈造影明確病因診斷
侵入性血流動力學檢查		主要用於病情嚴重威脅生命、對治療反應差的泵衰竭患者，或需對呼吸困難、低血壓、休克作出鑑別診斷的患者
心 - 肺運動試驗		僅適用於慢性穩定性心臟衰竭患者，在評估心功能並判斷心臟移植的可行性方面切實有效

16 患上心臟衰竭，身體會有哪些信號？

　　老年心臟衰竭患者的臨床表現複雜多樣且非典型，容易與其他疾病的症狀混淆，故常常被誤診為其他系統的疾病，及早發現老年人心臟衰竭特別重要，其實這些蛛絲馬跡就藏在日常生活中。

① 連散步的力氣都沒有了。稍活動或勞動即感心悸、胸悶、氣促。這是由於心臟功能降低，導致流通到肌肉和組織的血液減少所致。

② 咳嗽起來沒完沒了。平躺後咳嗽，患者站立或坐位時不出現咳嗽，躺平後即出現乾咳，說明肺部已明顯充血或淤血。咳痰，開始吐白色痰，量比較大，然後吐大量白色泡沫痰或洗肉水似的痰，並伴有口唇或面色青紫、大汗淋漓、喘息。此時表明患者已有明顯或重度急性左心衰竭（肺水腫），應及時去醫院就診。

③ 覺都睡不好。夜間突然憋醒或伴有喘息。睡眠後突然憋醒或伴有呼吸急促或喘息，坐起或起床後症狀很快消失。出現這些情況說明患者已有明顯的心功能不全或早期左心衰竭的症候。

④ 上廁所次數減少了。尿量減少，短時間內體重明顯增加。此時說明體內有過多水分不能通過腎臟排出，若無腎臟疾患或其他疾病，顯示心臟功能已出現失償狀態。

⑤ 情緒不穩定：不少老年患者有可能以精神症狀為主要表現，如心情煩躁、焦慮或有恐懼感，有的甚至出現精神失常、嗜睡、昏迷、這是由於出現心臟衰竭後，大腦供血不足所引起的。

⑥ 鞋不合腳了。腳和腳踝水腫，全身靜脈回流不暢或出現靜脈淤血情況，如頸部血管（靜脈）明顯充盈或怒張，下肢或全身出現壓跡性浮腫，常伴有食欲缺乏、腹脹、消化不良、腹瀉等。出現這些情況時，說明患者已發生右心衰竭或全心（左、右心功能不全）衰竭。患者此時卻感覺症狀較前好轉，其實是嚴重的表現。

心臟衰竭會引起哪些其他疾病？

心臟衰竭患者常伴有許多的併發症，如不及時治療，可與心臟衰竭互為因果，形成惡性循環。

呼吸道感染較常見，由於心臟衰竭時肺部淤血，易繼發支氣管炎和肺炎，如不及時治療可引起心臟功能進一步惡化。

血栓形成和長期臥床的患者可導致下肢靜脈血栓形成，脫落後可引起肺栓塞，可表現為突發呼吸急促、胸痛、心悸、咯血和血壓下降，部分患者有胸膜摩擦音或胸腔積液體徵，鞏膜可有黃疸，或有短陣心房顫動發作。因此長期臥床的心臟衰竭患者應注意及時翻身並按摩肢體做被動活動，預防血栓形成。

心因性肝硬化由於長期右心衰竭，肝臟長期淤血缺氧，肝小葉中央區肝細胞萎縮和結締組織增生，晚期出現門脈高壓，表現為大量腹水、脾臟增大和肝硬化。

電解質紊亂常發生於心臟衰竭治療過程中，尤其多見於多次或長期應用利尿劑後，其中低血鉀和低血鈉症最為多見。

心臟衰竭好轉後還需堅持用藥嗎？

心臟衰竭是一種不可逆的不斷發展的疾病，需要長期用藥來控制，即使經過治療已經達到很好的效果，也需要聯合用藥治療心臟衰竭。藥物治療是改善心臟衰竭長期預後的關鍵，治療心臟衰竭不僅要糾正血流動力學異常、緩解急性期症狀，而且需要長期服用藥物來防止心肌進一步被損害，改善左心室重塑和左心室功能，最終達到提高活動耐力、改善生活品質和降低死亡率的目的。長期應用的治療心臟衰竭的藥物有β受體阻滯劑、血管緊張素轉化酶抑制劑或血管緊張素受體拮抗劑、利尿劑等，這些藥物

可以很好的控制心臟衰竭的症狀，而且能夠改善心臟衰竭的預後，降低心臟衰竭患者的病死率及住院率，但應在醫生指導下應用。

19 Q 孕婦會患上心臟衰竭嗎？

　　正常人懷孕後患心臟衰竭的可能性較低。但妊娠合併心臟病，傳統以風濕性心臟病、先天性心臟病多見。近年這兩種心臟病已較前減少，但妊娠高血壓性心臟病、圍產期心肌病卻有增多趨勢。在已患心臟病基礎上，若伴有過分勞累、情緒激動、上呼吸道感染、嚴重貧血等誘因時，孕婦便有可能發生心臟衰竭。

　　臨床觀察表明，患心臟病的孕婦若出現如下表現時應慮及早期心臟衰竭：輕微活動後即有胸悶氣急及心悸；睡眠中因憋氣、胸悶而憋醒，需到窗口換氣才能緩解；休息時心率增快至110次/分以上；休息時呼吸增快，每分鐘超過20次或有透不過氣的感覺。

　　已確診有妊娠心臟病的孕婦要加強預防，防止心臟衰竭發生。預防的關鍵在於注意休息和保持心情愉快，每天保證10小時以上的睡眠，防止情緒過分激動。飲食要確保營養，可少量多餐，避免一次吃得過飽。食鹽攝入要嚴格限制，防止水鈉滯留而加重心臟負擔，誘發心臟衰竭。此外，還要及時治療貧血，積極預防和控制感染，定期產前檢查。

　　如果出現上述早期心臟衰竭表現應及時住院治療。當進入預產期時，心臟病孕婦應根據有無心臟衰竭情況而選擇分娩方式，通常臨盆合併心臟衰竭者則需立即終止妊娠，以剖腹產為宜，迅速減輕心臟負擔。

心臟衰竭的治療分幾個階段？

心臟衰竭的治療重在「及早治療」。最新的心臟衰竭治療指南將心臟衰竭分為ABCD四個階段：A階段就是有了危險因素，如糖尿病、冠心病、高血壓，但是心臟的結構、功能沒有改變，還沒有心臟衰竭的症狀；B階段就是患者已經得了心肌梗塞，但沒有心臟衰竭的症狀；C階段就是患者心臟結構已改變了，也出現了心臟衰竭的症狀；D階段就是在治療過程中需要給患者採取特殊的辦法，如長期靜脈使用血管擴張藥物等。

 心臟衰竭治療原則是什麼？

心臟衰竭的治療原則首先是要儘早治療病因和誘因，積極防治各種器質性心臟病，避免各種心臟衰竭的誘發因素。其次，通過休息，控制鈉鹽攝入，應用利尿劑與血管擴張劑來減輕心臟前、後負荷，改善心臟功能，應用洋地黃類藥物增強心肌收縮力。此外最重要的是要對症治療，終末期患者可考慮心臟移植。

 心臟衰竭的治療途徑有哪些？

心臟衰竭是心血管病中常見的心血管疾患，隨著心血管診治技術的提高，心臟衰竭患者的壽命在延長，但是慢性、重症心臟衰竭患者，與以往相比仍然在增多。

目前心臟衰竭的治療方法主要有三種。一是一般治療，即生活方式管理，規避誘因、戒菸限酒、平穩情緒、日常體重監測、清淡飲食、減少鈉鹽攝入。急性期或病情不穩定者限制體力活動、臥床休息，以降低心臟負

荷。二是藥物治療，目前心臟衰竭多以藥物治療為主，但藥物治療有局限性，一部分患者仍然因心臟衰竭加劇導致死亡。三是非藥物治療，心臟移植是治療心臟衰竭的一種有效方法，但因供體有限並且需要費用高昂的抗排斥藥物，因而未能廣泛開展。對於應用藥物後心臟衰竭緩解不明顯以及評估心臟衰竭後猝死風險較大的患者可以考慮採用器械治療的方法：如心律調節器。

 治療心臟衰竭的藥物有哪些？

　　急性心臟衰竭的治療目的是通過降低肺動脈楔壓和（或）增加心排血量，改善症狀並且穩定血流動力學狀態。為儘快達到療效，急性期通常採用靜脈給藥，根據患者的收縮壓和肺淤血情況，分別選用利尿藥、血管擴張藥和（或）正性肌力藥。

　　慢性心臟衰竭通常聯合使用三大類藥物，即利尿藥、血管緊張素轉化酶抑制劑（ACEI）和β受體阻滯劑。不能耐受血管緊張素轉化酶抑制劑者可用血管緊張素 II 受體拮抗劑（ARB）作為替代藥。為進一步改善症狀或控制心率等，地高辛是第四個聯合使用的藥物。醛固酮受體拮抗藥可用於重度心臟衰竭患者。

疾病類型	藥物
急性心臟衰竭	利尿藥
	血管擴張藥
	正性肌力藥

疾病類型	藥物
慢性心臟衰竭	利尿藥
	血管緊張素轉化酶抑制劑
	β 受體阻滯劑
	血管緊張素 II 受體拮抗劑
	地高辛
	醛固酮受體拮抗藥

24 Q 心臟衰竭藥物治療中有哪些誤區？

在心臟衰竭治療方面血管緊張素轉化酶抑制劑（或血管緊張素 II 受體拮抗劑）、β受體阻滯劑、醛固酮受體拮抗劑這三類藥被稱為「金三角」藥物。以血管緊張素轉化酶抑制劑為例，是公認的治療心臟衰竭的基石和首選藥物，但臨床上普遍存在使用率不足、劑量不達標問題。同時，很多患者不了解心臟衰竭發生和發展的特點，在服藥症狀稍微好轉後自行停藥，也沒有進行合理的生活管理，如飲食偏鹹或一次大量喝水，導致反復住院、病情加重，甚至死亡。

25 Q 利尿劑的副作用有哪些？

利尿劑是心臟衰竭中應用較多的藥物，其常見的副作用如下。

① 電解質紊亂。在患者大劑量或長期應用環利尿劑如呋塞米（通常稱「速尿」）時較常見，如低血鉀症、低血氯症、低血鈉症、低血鈣

症、低血鎂症。

②糖耐量減低。其原因可能與抑制胰島素釋放有關，可引起血糖升高、尿糖陽性，一般患者停藥後可恢復，但糖尿病或糖尿病前期的患者，可使原有糖尿病加重。

③直立性（姿勢性）低血壓或血壓下降。大劑量或長期應用時可見直立性低血壓或休克，常見於老年人、血容量不足、同時應用血管擴張藥物或大劑量靜脈應用環利尿劑的情況下。

④高尿酸血症。噻嗪類利尿劑如氫氯噻嗪（通常稱「雙克尿」）能引起高尿酸血症，誘發痛風發作，高血鈣症時用該藥，可引起腎結石。由於通常無關節疼痛，高尿酸血症易被忽視。因此，應定期測定血尿酸水準。

⑤脂質代謝紊亂。噻嗪類利尿劑可使血膽固醇、三酸甘油酯、低密度脂蛋白和極低密度脂蛋白水準升高，高密度脂蛋白降低，有促進動脈硬化的可能。

⑥消化系統。引起食欲減退、噁心、嘔吐，腹痛、腹瀉、胰臟炎等較少見。長期應用還可致胃及十二指腸潰瘍。

 26 Q 為什麼服用利尿劑需要嚴格限制攝入水量？

急性心臟衰竭或慢性心臟衰竭急性加重時，利尿劑是緩解症狀最快、最有效的藥物之一。應用利尿劑24小時後尿量的變化是最常用的評定指數之一，慢性心臟衰竭患者一般應維持尿量在2000毫升/日，急性心臟衰竭患者維持在3000毫升/日。但是利尿劑並非是多排尿，不能靠多喝水來增加尿量，因為出入量是心臟衰竭治療關注的焦點，同樣是負平衡，一天入4000毫升、尿4500毫升，與一天入1000毫升，尿1500毫升，是有區別的。喝進去的水都需要經過心臟，入太多，即使全部又出來了，一樣會增加心臟

的負擔。而且單純一次性多喝水，反倒使更多的水迅速進入血液而升高血壓，嚴重時或可引發「水中毒」。

所以，利尿治療不光要會用利尿劑，更要嚴格限水，入量控制好了，比利尿更管用。

 服用利尿藥的同時為什麼還要補鉀？

大部分心臟衰竭患者在服用利尿劑利尿的同時，也會引起水、電解質、酸鹼平衡紊亂，如果利尿劑應用過度還可出現血容量不足、低鈉、低鉀等情況的發生。而且低血鉀症容易導致心律不整，嚴重者甚至發生陣發性心房性或心室性心搏過速，因此醫生一般會給患者直接開具保鉀利尿劑或增加鉀補充劑。除外，飲食上也應多加注意，平時多吃一些富含鉀的食物，如香蕉、馬鈴薯、柳丁、菌類、紫菜、銀耳、黃豆和桂圓等，以保持電解質平衡。

 為什麼心臟衰竭患者最好要每天監測體重？

體重變化可以反映人體水的攝入量，用於評價水腫消退的情況。體重是利尿劑使用的一個重要參考指數，但影響體重的因素眾多。例如，患者因飲食攝入不足，體重並未增加，然而此時極有可能已出現血容量增加；而若患者因飲食攝入量增多而導致體重增加，此時血容量未必增加。因此監測體重最好在每天清晨起床排空大小便後，先不飲水和進食，最好穿同樣厚度的衣服，在同一個體重計上測量，然後做好記錄。如果體重在1天之內增加1千克或以上，1周之內增加2千克或以上，最好去看醫生。突然的體重增加提示身體中液體過多，可能需要改變藥物治療方案。

心臟衰竭安裝心律調節器的實施方案是什麼？

心臟衰竭安裝心律調節器的具體實施方案是：根據美國心臟病學會（ACC）2009年《成人心臟衰竭診斷與治療指南》，對於左心室射血分數（LVEF）≤35%，竇性心律、優化藥物治療後NYHA Ⅲ～Ⅳ級，QRS波≥120毫秒的患者，除非有禁忌症，應行心臟再同步化治療（CRT）；對於左心室射血分數≤35%、NYHA Ⅱ～Ⅲ級、優化藥物治療後預期生存1年以上的非缺血性擴張型心肌病患者，建議置入植入式心律轉復除顫器（ICD）。

心臟衰竭患者常需要使用抗生素嗎？

心臟衰竭患者常伴有肺部淤血，肺部淤血後常繼發細菌感染從而導致肺部感染，而肺部感染發生後將導致心臟衰竭進一步加重，因此有明確肺部感染的心臟衰竭患者應常規給予抗生素治療。在用藥上目前強調「重拳出擊」，給予強力靜脈抗生素。在查明感染病原菌之前，應先給予經驗治療，根據感染病情輕重、感染部位及敏感菌選用合適的抗生素。確定致病菌後，選用致病菌敏感的抗生素。對於心臟衰竭合併院內感染的患者，充分的抗生素治療更為重要。

心臟衰竭患者在藥物治療的同時如何進行自我管理？

心臟衰竭患者除了藥物治療之外，最重要的是要學會自我管理。

第一，要學會自我監測，監測呼吸困難及水腫症狀，記錄每日體重，如果一天內體重增加1千克或以上，1周之內增加2千克或以上，就需要看醫

生調整利尿劑用量或及時就診。

　　第二，對飲食及生活習慣進行控制，適當限制鈉鹽及液體攝入量，通常液體每日攝入量不應超過 2 升，鹽的入量應＜ 2 克／天。均衡膳食，戒菸限酒。

　　第三，運動鍛煉，穩定的心臟衰竭患者應根據運動處方進行運動，但應避免過度勞累。

　　第四，讓家人幫忙觀察睡眠及呼吸，注意是否打鼾，如果有，需要治療睡眠呼吸中止症候群。預防感冒及其他呼吸道感染。

　　第五，調節情緒，注重社交及健康的娛樂活動，避免情緒激動、精神緊張等壓力狀態。

　　第六，堅持用藥，不要擅自停藥。

　　最後，定期到醫院進行複診追蹤，請醫生根據病情做必要的化驗檢查，並調整藥物。如果出現心臟衰竭加重的表現，比如疲乏加重、運動耐力下降、休息時心率增加≥15～20次/分鐘、活動後氣短加重、水腫加重等情況，應及時就診。

 心臟衰竭患者在飲食上要注意什麼？

　　規律的飲食習慣是預防各種疾病的關鍵，心臟衰竭也不例外。

①少食多餐，減少腹部飽脹感，適當控制每日進食總量，宜選食含澱粉、多醣類食物及低熱量飲食，避免過食蔗糖及甜點等，控制脂肪的攝入量，注意保持電解質平衡。宜用低鹽飲食，每日食鹽不宜超過5克；忌食鹽醃製食品及含鹽炒貨。

②不吃過冷、過熱、辛辣、有刺激性的食物；不飲酒、不吸菸，不喝濃茶或咖啡。

③維生素應補充充足。膳食應富含多種維生素，可多吃些鮮嫩蔬菜或水果。

④控制總熱量，力求達到並維持理想體重。少吃甜食及含脂肪多的
　食物。

33 心臟衰竭患者如何進行康復護理？

心臟衰竭的患者除了正常遵醫囑服藥外，平時正確的護理也是非常重
要的。

①合理休息。除午休外，下午宜增加數小時臥床休息。急性期和重症
　心臟衰竭患者應臥床休息，當心臟功能好轉後，應下床進行適當活
　動，如散步等，但要控制活動量，當脈搏大於110次/分鐘或感到有
　心悸、氣急與異搏感時，應停止活動並休息。

②減少誘因。勞累、感染是誘發心臟衰竭的常見原因，對慢性心臟衰
　竭患者來講，無論遇到何種感染，均應早期應用足量抗生素。體弱
　患者有感染時，體溫不一定很高，可能只表現為倦怠、嗜睡、食欲
　缺乏等，應注意觀察。

③心理護理。慢性心臟衰竭患者，應保持平和心態，不要自尋煩惱。
　生活上不過分依賴別人，但也不要逞強。對自己的病，應重視，但
　也不要過分關注，以免因過於緊張而誘發急性心臟衰竭。

④調整飲食。其原則為低鈉（鹽）、低熱量、清淡而易消化，注意攝
　入足量的碳水化合物、足量維生素、無機鹽、適量脂肪，並應戒菸
　戒酒，最好少食多餐，避免因飽餐而加重或誘發心臟衰竭。

⑤堅持治療。要嚴格按醫囑用藥，不可擅自停藥或換藥，以免引發嚴
　重不良後果；要熟悉常用藥物的副作用，以利於早發現、早治療。
　定期複檢心電圖、心功能測定、體重與水腫情況，還要注意定期抽
　血複檢地高辛濃度和血清鉀、血清鈉、血清鎂，以及尿素氮、肌酐
　等，若發現異常，要及時就醫。

心臟衰竭患者進行運動時要注意什麼？

　　心臟衰竭患者不適宜進行劇烈運動或強度大的體力勞動，但是並不代表心臟衰竭患者就完全不能運動。進行適量運動對心臟衰竭患者來說是安全而有益的。低強度運動不僅能減少心臟衰竭的發生，還可以延長充血性心臟衰竭患者的壽命。

① 從小量活動開始。患者開始可在家人或醫護人員陪同和監護下做些室內活動，能耐受後再移至室外，漫步的距離逐漸遞增，並適當做一些四肢及關節的活動。活動時間不宜過長。

② 運動時間的選擇。一般情況下每天參加運動兩次，一次20～30分鐘，宜在飯後2～3小時或飯前1小時進行。天氣炎熱時，可選在早晨或晚間進行。冬天宜在有太陽時進行，總之應選擇在不太寒冷亦不太熱的溫度下運動。

③ 勿做爆發性的運動或活動。如突然跳躍、轉體、提重物、抱小孩、開酒瓶蓋、抱東西等。

④ 運動或活動時對症狀的監測。運動中若出現過度疲勞、胸悶、氣短、心前區疼痛、頭痛、噁心、面色蒼白等症狀時，表示心臟無法承受此運動量，應立即停止，並要充分休息，觀察症狀是否緩解，若不能緩解則應進行治療。

　　運動後的觀察：通過適量的運動或活動，患者心情舒暢，感到精力較前充沛，夜間睡眠好，無其他不適症狀，說明運動量適度。若出現不適症狀或睡眠差，表示運動或活動量大，需要減少或調整。

Q35 為什麼心臟衰竭患者要注意控制情緒，避免大悲大喜？

心臟衰竭是各種心臟病的一個危重結局。在經積極治療後，絕大多數患者心臟衰竭有所控制，但病情卻並不穩定。究其原因，器質性改變引發的心臟病本身問題不易消除，如果再有誘發因素存在，就有可能引起心臟衰竭復發。

在心臟衰竭的各種誘因中，情緒激動常被人們所忽視。而經常情緒激動，很有可能會直接導致心臟衰竭患者病情加重。為此，處於心臟衰竭恢復期患者應注意情緒，緊張、激動、大喜、大悲等將產生不良影響，原因是情緒激動後可使患者自主神經功能紊亂，交感神經興奮，兒茶酚胺大量分泌，結果使心率增快，血壓升高，這樣必然導致心臟負荷加重，心臟衰竭就易「捲土重來」。對待疾病應盡可能保持心情舒暢、情緒穩定。

Q36 為什麼突發急性左心衰竭，不能讓患者躺下？

在家中突然急性左心衰竭發作，家屬切記千萬別讓患者躺下，一定要讓患者採取坐位，可坐在床邊或椅子上，雙腿自然下垂或踩在小板凳上，上身前傾。這種姿勢能有效地減輕心臟的負擔，使橫膈下降，肺活量增加，呼吸困難有所緩解。必要時可用膠帶輪流結紮四肢，每一肢體結紮5分鐘，然後放鬆5分鐘，以減少回心血量，減輕心臟負擔。

急性左心衰竭患者往往有瀕死感，心情緊張，心率加快，心臟負擔加重，對患者十分不利。家屬應盡力安慰患者，消除其緊張情緒。

家中如有吸氧設備可立即給患者吸氧，氧氣最好能經過濕化瓶再入鼻腔，若將濕化瓶中的水倒出 30% ～ 40%，然後加入等量的酒精，其效果會更佳。

　　當然，只有部分輕症性左心衰竭可望通過上述家庭救助的方法獲得緩解，更重要的是應及時與急救中心聯繫。去往醫院的途中仍然要堅持端坐位、兩腿下垂。

 為什麼心臟衰竭患者乘坐飛機要慎重？

　　據資料統計，在飛行中因急性心臟病死亡者占乘客的3/10萬。患有心血管系統疾病的人，在空中旅行容易引起充血性心臟衰竭、心肌缺血、肺動脈高壓和併發高血壓病。

　　因空中輕度缺氧，可能會使患者舊病復發或加重病情，特別是心功能不全、心肌缺氧、心肌梗塞及嚴重高血壓患者。飛機起飛時因加速度較大，會使血液流向下肢增多，可能會引起患者心臟缺血。飛行中如有緊急情況，可能會使患者的交感神經興奮，導致血壓短暫性升高。以上可加重心臟衰竭患者的心功能不全，如出現上述症狀，應該尋求機場救助服務，必要時，在機艙內使用氧氣袋及對症治療。對心臟衰竭患者來說，飛機上的氣壓變化對心臟的作用會更加明顯，尤其是血壓升高、心輸出量減少、呼吸困難等症狀的出現，更易引起嚴重後果，甚至危及生命。因此，有心臟衰竭的患者，乘機前要先請醫生鑑定，以決定能否乘機。

 為什麼說及早發現及控制危險因素是防治心臟衰竭的關鍵？

　　急性心臟衰竭預後不良會發展成為慢性心臟衰竭，而慢性心臟衰竭一直是預後不良的嚴重狀態。即便早期診斷和積極治療，4年病死率仍為50%。且病死率與心功能不全的程度呈正相關，如心功能Ⅳ級者1年病死率即達50%。對於較重的慢性心臟衰竭，37%的男性及38%的女性在2年內死

亡，80%男性及67%女性在6年內死亡。慢性心臟衰竭的死亡方式主要是進行性慢性心臟衰竭和猝死，也有的死於非心臟病如腦血管意外。心臟衰竭患者預後極其兇險，死亡率極高，因此及早發現及控制心臟衰竭的危險因素是防治心臟衰竭的關鍵所在。

㊴ 為什麼說心臟衰竭要及早防治？

65歲以上的人群心臟衰竭的患病率高達4%～6%，嚴重影響人們的生活。及早防治心臟衰竭尤為重要。

① 及早介入高危險群的防治。高血壓、冠心病、心肌炎、擴張型心肌病、瓣膜病、肺心病、糖尿病、曾經突發心臟病或心功能不全者，是發生心臟衰竭的高危險群，醫生應根據患者的具體病情制定優化治療方案，並採取多種干預措施，防範心臟衰竭的發生。

② 預防呼吸道感染。心血管病患者要根據天氣變化增減衣服，防寒保暖，特別要注意防感冒、流感、肺部感染，以免誘發心臟衰竭。

③ 掌握好運動量。心血管病患者在病情穩定時，進行適度運動有助於改善症狀。

④ 飲食清淡、三餐有節。注重膳食營養均衡的同時，宜吃低脂肪、高蛋白、富含維生素、礦物質的食物，不喝濃茶、咖啡，戒菸戒酒。

⑤ 切忌過量補充水分。

⑥ 保證休息避免過度疲勞。有心血管病的患者，一定要休息得好，保證夜間睡眠8小時，午睡1小時。不幹重活，不劇烈運動。

⑦ 保持心情愉悅，防止情緒波動。

⑧ 發生心臟衰竭應及早救治。心血管病患者一旦腳踝部出現持續性腫脹、活動後容易疲勞、咳嗽、呼吸急促等一些貌似氣管炎或支氣管哮喘的症狀，或情緒或精神異常等貌似精神病或腦血管病症狀時，應及時到醫院心臟科看醫生，以免延誤病情。

Part **6**

先天性心臟病

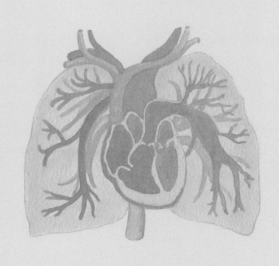

Q01 什麼是先天性心臟病？

　　先天性心臟病是胎兒時期心臟血管發育異常所致的心血管畸形，是小兒最常見的心臟病。其發病率約占出生嬰兒的0.8%，其中60%於1歲前死亡。在人胚胎發育時期（懷孕初期2～3個月內），由於心臟及大血管的形成障礙而引起的局部解剖結構異常，或出生後應自動關閉的通道未能閉合（在胎兒屬正常）的心臟，稱為先天性心臟病。

　　除個別小心室中隔缺損在5歲前有自癒的機會，絕大多數需手術治療。臨床上以心功能不全、發紺以及發育不良等為主要表現。發病可能與遺傳尤其是染色體易位與畸變、子宮內感染、接觸大劑量放射性物質和藥物等因素有關。隨著心血管醫學的快速發展，許多常見的先天性心臟病得到準確的診斷和合理的治療後，病死率已顯著下降。

Q02 先天性心臟病會遺傳嗎？

　　先天性心臟病遺傳的機率不是很高。先天性心臟病的病因很複雜，既有遺傳的因素，也有環境的作用。少數先天性心臟病和遺傳有關，多與染色體畸形或者基因突變有關，這類患者往往除了心臟病以外，可能還有其他系統疾病，包括智力障礙、免疫缺陷等。患這類疾病的患者如果生育下一代，則下一代患先天性心臟病的可能性比較大。但是不合併染色體畸形或基因突變的先天性心臟病患者，其下一代的患病率雖然高於正常人群，但是大多數還是正常的。

　　先天性心臟病的發生主要是胎兒期心臟發育過程出了問題，因此，任何干擾心臟發育的因素都可能導致疾病發生，比如孕婦高齡懷孕、服用一

些不當的藥物或是受過驚嚇、生活不安定、休息不佳、孕期病毒感染、接觸放射線等因素。所以，即使夫妻雙方都沒有心臟病，生下來的孩子還是存在出現先天性心臟病的可能。

 Q 03 先天性心臟病分為幾種？

根據血流動力學變化，常見的先天性心臟病分為三組。

① 無分流型（無青紫型）。即心臟左右兩側或動靜脈之間無異常通路和分流，無發紺。包括主動脈縮窄、肺動脈狹窄、主動脈瓣狹窄以及肺動脈瓣狹窄、單純性肺動脈擴張、原發性肺動脈高壓等。

② 左向右分流型（潛伏青紫型）。此型有心臟左右兩側血流循環途徑之間異常的通道。早期由於心臟左半側體循環的壓力大於右半側肺循環壓力，所以平時血流從左向右分流而不出現青紫。當啼哭、屏氣或任何病理情況，致使肺動脈或右心室壓力增高，並超過左心壓力時，先天性心臟病則可使血液自右向左分流而出現暫時性青紫。如心房中隔缺損、心室中隔缺損、動脈導管未閉合、主肺動脈隔缺損，以及主動脈竇動脈瘤破入右心等。

③ 右向左分流型（青紫型）。該組所包括的畸形也構成了左右兩側心血管腔內的異常交通。右側心血管腔內的靜脈血，通過異常交通分流入左側心血管腔，大量靜脈血注入體循環，故可出現持續性青紫。如法洛四聯症、法洛三聯症、右心室雙出口和完全性大動脈轉位等。

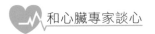

 最常見的先天性心臟病有哪幾種？分別有什麼表現？

　　心房中隔缺損、心室中隔缺損、動脈導管未閉合、肺動脈瓣狹窄是最常見的先天性心臟病，約占所有先天性心臟病的80%。

① 心房中隔缺損。小時候可能沒有症狀，成年後有心悸、氣急、無力，反復發作呼吸道感染，病情嚴重的時候可出現休克。

② 心室中隔缺損。常沒有明顯的症狀，部分患兒出現咳嗽、呼吸困難、容易感冒等。部分患兒容易發生肺炎，生長發育遲緩，智力低下。

③ 動脈導管未閉合。患兒勞累後可出現呼吸困難、無力等。隨著病情的發展，患兒還會出現下肢青紫。同時，容易出現細菌性心膜炎，高燒、大汗，甚至心臟衰竭。

④ 肺動脈瓣狹窄。輕度狹窄時可能無症狀，只在活動時出現心悸、氣促等症狀，嚴重時可引起呼吸困難、心悸、乏力、胸悶、咳嗽，偶有胸痛或暈厥。

 如何發現先天性心臟病？

　　第一步：回顧母親的妊娠史。妊娠最初3個月有無病毒感染、放射線接觸、服藥史、糖尿病史、營養障礙、環境與遺傳因素等。

　　第二步：注意常見的症狀。注意觀察孩子有沒有出現呼吸急促、發紺，尤其注意發紺出現時的年齡、時間，與哭叫、運動等有無關係，是陣發性的還是持續性的。還要觀察孩子是否有心臟衰竭的症狀，是否心率增快（可達180次/分），呼吸急促（50～100次/分鐘），煩躁不安，吃奶時因呼吸困難和哮喘似發作而停頓等。反復發作或遷延不癒的上呼吸道感染，面色蒼白、哭聲低、呻吟、聲音嘶啞等，也提示有先天性心臟病的可能。

第三步：觀察發育情況。先天性心臟病患兒往往營養不良，軀體瘦小，體重不增，發育遲緩等，並可有蹲踞現象。

如果醫生在為患兒身體檢查時懷疑其有心臟病，會通過心電圖、Holter 24小時記錄、胸部X光、心臟超音波以及心導管、心血管造影術和心臟核磁共振成像等檢查來協助診斷並決定合適的治療方案。

 為什麼先天性心臟病患兒的發育低於正常水準？

先天性心臟病患兒的身高和體重往往會低於正常兒童。這主要是因為心臟為了維持正常循環要多工作，心臟負荷加重又會導致心臟功能不全，稍微活動即出現呼吸急促、疲乏，所以小孩不願意活動，而且氣急影響吸奶，往往攝入奶量或食物不足，導致營養滿足不了生長發育。但是在心臟畸形得以矯正後，患兒就可以趕上正常人而不留下嚴重的後遺症。兒科和心臟科醫生會建議按照患兒的需求來調整飲食。

此外，先天性心臟病患兒只是生長發育落後於正常兒童，智力發育並不受影響，有先天性心臟病的患兒學會站立和行走的時間都晚於同齡兒童，這是心臟病本身造成的，與智力發育無關。有些情況下，患兒運動方面沒有那麼積極，或者對於外部世界的探索顯得更慢一些。父母最好不要將他們和正常兒童比，他們會以自己的速度一點點地進步，無需擔心。

 先天性心臟病能自癒嗎？

先天性心臟病一般是無法自行癒合的，均需通過手術或者介入的方法根治。但是對於缺損口徑小於0.5釐米的心室缺損或心房缺損，無需治療，

它不會對患兒心臟功能及生長發育產生不良影響。但由於孩子存在心臟雜音，對將來升學、就業、婚姻可能有一定影響，而現在手術技術又非常成熟，有些家長由於這些社會因素還是選擇手術。還有一些小的缺損，比如幹下部位的心室缺損，由於靠近主動脈瓣，即使小於0.5釐米，也需要積極手術治療。對於缺損口徑大於0.5釐米的患兒建議行手術治療。

 ## Q08　為什麼先天性心臟病如不治療，後果會很嚴重？

先天性心臟病如果不及時進行治療的話，會有很多嚴重的後果產生。

① 肺部感染反覆發生。先天性心臟病患兒心臟功能受損時，造成肺部淤血、水腫，在此基礎上，輕微的上呼吸道感染就很容易引起支氣管炎或者肺炎，表現為咳嗽、氣促。且肺部感染可導致心臟衰竭，而這又會加大肺部感染的治療難度，反覆發作的話會導致患兒病危甚至死亡。

② 容易感染心內膜炎。心內膜長期受到血流的衝擊，會造成心內膜粗糙，使血小板和纖維素聚集，形成贅生物，血液中的致病菌在贅生物中生長繁殖，導致炎症。使得患兒出現高燒、心功能不全、肝脾腫大、貧血、敗血症、肺栓塞、寒戰、皮膚出血點等症狀。

③ 肺動脈壓不斷升高。肺動脈壓不斷升高會導致肺循環壓力大於體循環壓力，繼而造成血流異常，從右向左分流出現青紫現象，發展成不可逆肺高壓，即艾森曼格症候群，因此喪失手術機會。

④ 心功能逐漸衰竭。由於先天性心臟病患兒的心臟不能提供足夠的血液，於是心臟運用一些代償機制以彌補心功能的不足，若代償功能不佳，更易使得心功能衰竭。

此外，不及時進行治療還會出現發育遲緩、缺氧性損害、腦膿瘍等嚴重的後果。

先天性心臟病的主流治療方法是什麼？

　　先天性心臟病的治療方法有手術治療與介入治療兩種。手術治療為主要治療方式，適用於各種簡單先天性心臟病（如心室中隔缺損、心房中隔缺損、動脈導管未閉合等）及複雜先天性心臟病（如合併肺動脈高壓的先天性心臟病、法洛四聯症以及其他有發紺現象的心臟病）。

　　介入治療為近幾年發展起來的一種新型治療方法，主要適用於動脈導管未閉合、心房中隔缺損及部分心室中隔缺損不合併其他需手術矯正的畸形患兒。

　　兩者的區別主要在於，手術治療適用範圍較廣，能根治各種簡單、複雜先天性心臟病，但有一定的創傷，術後恢復時間較長，少數患者可能出現心律失常、胸腔、心腔積液等併發症，還會留下手術疤痕影響美觀。而介入治療適用範圍較窄，價格較高，但無創傷，術後恢復快，無手術疤痕。

先天性心臟病的介入治療是怎麼進行的？

　　治療時醫生需要通過特製的直徑為2～4毫米的鞘管穿刺患兒的血管，通常採用大腿根部的血管，在X光和超音波的引導下，將大小合適的封堵器送至病變部位，封堵缺損或未閉合的動脈導管，以達到治療目的。手術時間約為1個小時，術後第二天即可下床，術後一周即可出院。

　　通過臨床實例證實，先天性心臟病介入封堵具有創傷小、手術時間短、恢復快、不需特殊麻醉及體外循環、住院週期短等優點。只有當患兒年齡小、不能配合手術者才需要全身麻醉。該封堵術的適應症很廣，心房中隔缺損、動脈導管未閉合、心室中隔缺損均可以採用介入方法進行治療。

　　當然，介入治療先天性心臟病也有其局限性，不適合已有右向左分流、嚴重肺動脈高壓、需要外科矯正的畸形、邊緣不佳的巨大缺損等情況。

11 先天性心臟病手術的最佳時機是什麼時候？

先天性心臟病手術的最佳時機取決於很多因素，醫生會根據先天性心臟病的類型、複雜程度、患兒的年齡及體重、發育情況、營養狀態及症狀出現的早晚而定。

一般簡單先天性心臟病，建議 1 ～ 5 歲手術。因為年齡過小，體重偏低，全身發育及營養狀態較差，會增加手術風險；年齡過大，心臟會代償性增大，有的甚至會出現肺動脈壓力增高，同樣會增加手術難度，術後恢復時間也較長。對於合併肺動脈高壓、先天畸形嚴重且影響生長發育、畸形威脅患兒生命、複雜畸形需分期手術者，手術愈早愈好，不受年齡限制。

因此，患兒家長應儘早帶孩子去醫院檢查，確認心臟畸形性質、程度，由專科醫生決定手術合適的年齡，不要抱著「等大一點再治」的想法，以免延誤病情。

12 介入治療先天性心臟病安全嗎？

介入治療先天性心臟病總體來說是安全的，只有極少數的病例會發生嚴重的併發症。潛在的併發症有殘餘分流、封堵器移位脫落、血栓栓塞、心律失常（如傳導阻滯）、心包填塞、頭痛、溶血等。但這些併發症發生率極低，傳導阻滯對症處理後多可恢復，極少數需要植入心律調節器，封堵器移位脫落大多也可以取出後重新放置。

通常患兒會在術後1周、3個月和6個月時進行複檢，複檢項目有心電圖、心臟超音波和胸部X光片，以確定封堵器的位置是否正常。患兒術後還需要服用阿斯匹靈3～6個月，以預防血栓形成。

先天性心臟病術後有哪些併發症？

① 肺炎。肺炎不僅是先天性心臟病術後容易出現的疾病，對於沒有先天性心臟病的兒童，也是高發疾病。先天性心臟病患兒普遍有咳嗽、呼吸困難等現象，在此基礎上，輕微的上呼吸道感染就很容易引起肺炎以及其他的呼吸道疾病，肺炎長久持續，反復發作可致患兒死亡。

② 心臟衰竭。先天性心臟病患兒術後出現心臟衰竭，主要表現形式為呼吸急促、咳嗽、心率快等。心臟衰竭是導致先天性心臟病患兒術後死亡的最主要原因，通常會和肺炎一併出現，嚴重影響患兒的術後恢復效果。

③ 心包、胸腔積液。此病多發於法洛四聯症手術、其他複雜畸形的手術或入住加護病房時間大於1周的患兒。患兒表現為尿量顯著減少，顏面及眼瞼浮腫、腳踝腫脹、呼吸困難、不能平臥，一旦發現，需立即就診。

 先天性心臟病術後會留疤嗎？

　　如果是介入治療或者微創手術是不會留疤的。一般手術治療後會留疤，主要有兩種瘢痕（疤痕）。

　　一種是在胸壁的一側留下的較淺瘢痕，通常因動脈導管關閉術以及主動脈縮窄修補術而留疤，會在患兒腋窩下留下一條新月形的白線。

　　另一種較為常見的瘢痕是因為要打開心臟做手術而在胸壁正中留下的瘢痕。這條瘢痕因為刀口不能沿著皮膚的自然紋理進行而變得非常明顯，瘢痕是垂直的，有幾釐米長。正常情況下，瘢痕會隨著孩子的成長而增

大，瘢痕組織比正常的皮膚組織生長緩慢，但瘢痕體質（蟹足腫體質）的患兒其瘢痕可能增長很快，且凸出皮膚表面，較正常人明顯。

15 先天性心臟病術後需要吃藥嗎？

先天性心臟病術後是否需要繼續服藥，與患兒自身病情的恢復情況以及疾病本身的嚴重程度相關。一般情況下醫生會在術後配製2個月的藥量，在術後一個月複檢的時候根據恢復情況增減藥量。

簡單的先天性心臟病，患兒缺損直徑較小，未出現併發症和感染，手術成功後，複檢心功能情況較佳的，可以暫時不用服藥。但是最好定期複檢，以確保萬無一失。

對於有肺部併發症的患兒，如果出現肺血流量增多的情況需要服用強心、利尿、擴充血管的藥物。對於有術後肺動脈高壓或是心臟衰竭跡象的患兒，往往用藥時間會更長，必要的時候還需要再次手術。

16 先天性心臟病患兒圍術期護理應該注意什麼？

先天性心臟病患兒術後回到加護病房或病房，麻醉清醒後，會感到咽部不舒服，不能講話，此時通常都要用呼吸器，應囑咐患兒主動配合，頭部切勿過多轉動，不要隨意吞咽，尤其是嬰幼兒呼吸道黏膜反復摩擦可引起聲門出血。對於不配合的小兒，可給予鎮靜劑。如有需求，如大小便、咯痰等，可用手語告訴護士。為防止肺內感染，護士要定時給呼吸器的患

兒進行氣管內抽痰，此時會有氣短、疼痛等不適的感覺，需要讓孩子忍耐一下。

待病情平穩脫離呼吸器後，可用面罩或鼻導管繼續吸氧。此時患兒應保持安靜。術後要保持呼吸道通暢，以防肺內感染或肺塌陷，其中，有效咳痰是患兒預防肺內感染或肺塌陷等併發症的重要環節，應積極配合。患兒疼痛而不敢咳痰時，可給予止痛藥。

 為什麼先天性心臟病術後要進行擴胸運動？

在進行先天性心臟病手術時，雖然可以經右側微創小切口手術或做介入手術，但許多複雜的心臟病仍然需要從胸骨的正中切口進行手術，也就是從胸骨的正中間鋸開，然後在手術結束的時候再將胸骨縫合起來。然而，年齡較小的患者胸骨是軟骨，這些軟骨會在縫線縫合拉扯的過程中被提起，最終形成胸骨隆起的情況。

通常情況下，孩子的骨骼隨著身體的發育，隆起的胸骨將會逐漸恢復正常，大概需要兩年。有較明顯隆起或雞胸的患兒，術後可選用雞胸治療儀，予以壓平固定胸骨，使之生長平整美觀。雞胸治療儀出院後開始使用，使用時需將帶子收緊（以皮膚不被勒紅為宜），需持續佩戴6個月。夏季天氣炎熱，可引起痱子、濕疹生長，可適當減少佩戴時間。

對於年齡較大的兒童，術後可以多做擴胸運動或者扶地挺身等訓練來進行自我矯正。

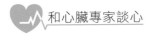
（18）先天性心臟病術後為什麼一定要記錄液體攝入量？

　　先天性心臟病術後患兒的心臟功能和腎功能都可能處於一個較低的水準。此時水分攝入過多，可能會增加心腎負擔；而攝入過少，則可能影響小兒的正常發育。

　　攝入液體應該包括任何經口吃下的液體、任何在室溫下能變成液體的食物（包括冰淇淋、冰等）、任何經靜脈或鼻胃管給予的液體。排出量應該包括大小便（對於成形的大便，水分為其重量的1/4～1/3，不成形的大便則水分占1/2～2/3）、嘔吐物、抽吸液、引流液、呼吸蒸發等。

　　簡單先天性心臟病患兒不需要記出入量。複雜先天性心臟病患兒經對心功能影響比較大的手術後，最少記 1 個月出入量，或者每天稱體重也可以。

　　體重10千克（10公斤）以內的患兒，飲水量為80毫升/（日·千克）；若孩子餓，小兒營養不良的，心肺功能尚可，肝臟不大、不腫，可增加到100～120毫升/（日·千克）。

　　體重10～20公斤以內的患兒，1歲以上的孩子可以吃米飯、餅乾、饅頭等。香蕉、蘋果不計入水量，但米飯、梨要計水量。

（19）為什麼有的先天性心臟病患兒術後還要安裝心律調節器？

　　有的患兒做完手術還要安裝心律調節器，這種情況下家長會擔心是否手術失敗了？其實不是這樣的。因為心臟是一個非常複雜的器官，每個人的竇房結、結間束、房室結、傳導束的位置跟走行都不是一模一樣的，手術影響到上述組織即可能出現心率減慢，嚴重時就需要安裝心律調節器。

當患兒心律太慢時，心臟就不能夠泵出足夠的血液供應全身。患兒這時會感到無力、頭暈等。這種心律變慢是因為竇房結（控制心臟節律的部位）停止發放心電搏動或搏動變慢，或者是搏動在從心房傳到心室的過程中受到阻擋。心律調節器是用來保證患兒正常心電頻率的小裝置。

20 先天性心臟病患兒出院後的護理需要注意什麼？

通常情況下，患兒在術後1～2周即可出院，術後幾個月即可恢復正常活動，在恢復期內儘量讓孩子保持安靜，保證充足的睡眠，避免孩子因情緒激動而哭鬧。嚴禁跑跳和劇烈運動，以免增加心臟負擔。

最初幾周內患兒一般只進行較輕的體力活動。但要切記不要抱握患兒腋下以舉起患兒。

心功能不全的孩子往往出汗較多，需保持皮膚清潔，夏天勤洗澡，冬天用熱毛巾擦身，勤換衣褲。多餵水，以保證足夠的水分。

飲食儘量多樣化，確保充足的蛋白質和維生素。先天性心臟病患兒在餵養時常會出現吮吸幾口就需要停下來休息的現象，家長可用滴管滴入，減輕患兒的體力消耗。保持大便通暢，排便困難時可在醫生的指導下用開塞露（甘油浣腸劑）。

居室內保持空氣流通，儘量避免帶患兒到人多擁擠的公共場所，以減少呼吸道感染的機會。應隨天氣冷暖及時增減衣服，密切注意預防感冒。

定期去醫院追蹤，嚴格遵照醫囑服藥，不可隨意增減強心劑、利尿劑等藥物的劑量。

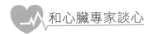

21　先天性心臟病患兒術後為什麼不能盲目進補？

先天性心臟病患兒術後飲食應遵循健康、平衡、合理的原則。

健康均衡的飲食可以保證孩子正常的生長和發育。有些家長認為孩子做完手術後，應讓孩子多吃些大魚大肉，補補身子，但這樣的做法對於心功能較差的患兒來說會增加心臟負擔，反而不利於病情恢復。

在術後初期可給予患兒一些易消化的軟食，如麵條、餛飩等。慢慢補充營養，多食用營養價值高、易消化的食品，如魚、雞蛋、瘦肉、水果和各種蔬菜等。

在飲食方面，家長應注意讓孩子少食多餐，食量不可過飽，更不可暴食，一般患兒不必限制鹽量。複雜畸形、心功能低下，術後持續有充血性心臟衰竭者要嚴格控制鹽的攝入，每天控制在2～4克，儘量控制零食、飲料，以免加重心臟負擔。

22　先天性心臟病患兒術後是否能正常上體育課？

心功能正常者，可適量走動，以不感到胸悶、心悸為度，以促進心功能的恢復。術前心功能三級以上、心臟重度擴大和重症肺動脈高壓的患者心臟恢復需較長時間，出院後不要急於活動，嚴格控制活動量，多臥床休息，隨病情恢復，適當增加活動量，要避免劇烈的體育活動，活動量以不出現疲勞為度。一般情況下，3～6個月後可逐漸恢復正常生活。

術後半年經醫生複檢若證明恢復良好，可以上體育課，但是要以適量的運動為佳，避免劇烈運動、競技運動和重體力勞動，可逐漸增加運動量和強度。一旦運動中感覺不適，隨時停下休息。體育運動不僅能夠提高患兒的體格素質，而且可以幫助患兒增加自信、減少壓力和焦慮。

先天性心臟病患兒術後能否外出旅遊？

　　術後複檢心功能正常的患兒可以正常出行。術後心功能不好的患兒，不建議長途旅行以及高空長時間飛行。旅行時，最好選擇寬敞、平穩、舒適的交通工具，避免因空間狹小、高空負壓等原因引發心臟不適。在旅行前，家長應該準備一張有患兒病情介紹的卡片，這樣在特殊情況下可以避免不必要的檢查或延誤病情。

　　出門時，一般的體育活動是允許的，但是要避免競技性活動，避免過於勞累、健行以及游泳等項目。天熱時要注意防止脫水，患兒手邊應該有水及果汁等飲料。對於皮膚表面的擦傷或劃傷，可以在創傷表面塗上抗生素軟膏，並包紮。如果外出時患兒出現非常疲倦、臉色蒼白、劇烈頭痛或頭暈，就要馬上看醫生。

　　如果患兒還在服藥，家長應該為患兒列出一張有藥名和劑量的清單，並在不同的地方留有備份以便不時之需。

 為什麼先天性心臟病患兒更應注意口腔衛生？

　　先天性心臟病的患兒要特別小心口腔衛生，尤其是牙齒的衛生。如果有必要，應該經常諮詢牙科醫生。齲齒和牙齒衛生差都是感染性心內膜炎的潛在誘因。如果患兒需要修補齲齒或拔牙，牙科醫生應該在術前1小時讓患兒口服抗生素來預防感染性心內膜炎。

　　感染性心內膜炎是心房缺損、心室缺損、動脈導管未閉合、法洛四聯症、主動脈狹窄等的常見併發症。這種疾病往往由甲型（α-）溶血性鏈球菌引起，它存在於口腔內。在切除扁桃體、拔牙，長期應用抗生素導致體內菌群失調或機體抵抗力降低的情況下，便可趁機進入血液。然後，停留

在心臟瓣膜或缺損部位生長繁殖，使患兒長期發燒、貧血，並可能發生腦栓塞、肺栓塞、心臟衰竭等嚴重情況而危及生命。因此，積極加以預防，注意口腔衛生刻不容緩。

Q25 如何備孕才能預防胎兒先天性心臟病？

計畫懷孕時需要提前做孕前檢查，排除家族病史，懷孕前三個月提前服用葉酸，並戒菸限酒。懷孕前不宜裝修房間，避免接觸汞、一氧化碳等有毒物質，它們會影響人體內的精子和卵子，導致胎兒畸形。

懷孕後要避免接觸有毒物質或受到病毒感染，避免接觸放射線、超音波、微波等。同時，在懷孕期間也不宜飼養寵物。

懷孕期間應該避免服用不當藥物。尤其是在懷孕的第3～8周內。這個時期如果應用影響胎兒的藥物，就容易使胎兒出生後患有先天性心臟病。孕婦還應注意避免缺乏微量元素、營養不良、營養過度、過度補充維生素等問題，這些也是誘發胎兒先天性心臟病的危險因素之一。

如果孕婦患有糖尿病、甲狀腺機能亢進等疾病，應該在醫生的指導下服用藥物。本身患有嚴重疾病，如糖尿病，苯丙酸酮尿症的女性患者，其胎兒患先天性心臟病的機率也高於常人。

定期產檢，可以在懷孕中後期做胎兒心臟超音波檢查，以及早發現胎兒的心臟問題。

先天性心臟病患者成年後能否生育？

　　對經手術治癒的簡單性先天性心臟病患者，其成年後生育不受影響。但對於一些遺傳因素導致的先天性心臟病患者來說，雖然先天性心臟病可以通過手術治癒，但是先天性心臟病畢竟是由於胎兒時期心臟血管發育異常導致的疾病，遺傳占了很大的比例，因此生下來的孩子有先天性心臟病的機率很高，且無論是父親還是母親患病，都有可能生育出患有先天性心臟病的孩子。

　　此外，如果是女性患有先天性心臟病，那麼還需要注意自己心臟能否承受生育的壓力，可以做心功能等級評測。心功能等級是評測先天性心臟病患者病情的一個重要指數，對於先天性心臟病患者是否可以懷孕也有一定的參考意義，如果檢測出心功能等級為3級或者4級的話是不允許妊娠的，如果是1級或者2級在沒有其他併發症的前提下，也要根據患者的其他身體機能情況決定。

 第一胎有先天性心臟病，第二胎有先天性心臟病的可能性是多少？

　　如果已經生育過一個先天性心臟病患兒，那麼第二個孩子有先天性心臟病的機率將成倍增加，但仍然有可能有一個正常孩子的。

　　目前只有10%的先天性心臟病能找到原因。因此，再次懷孕時應該盡可能地遠離可能的致畸因素，如放射線、吸菸、酗酒、刺激性的飲料如咖啡、茶、可樂、孕期禁用的藥物，以及檢查對德國麻疹病毒感染是否有抗體、保持良好的營養，服用維生素等。

28 產前如何早期篩查先天性心臟病？

通過產前篩查和檢測，在胚胎期可以發現85%以上的先天性心臟病胎兒。通過心臟超音波檢查可以預知胎兒心臟的情況，從而也可以避免一些複雜心臟畸形胎兒的出生。

目前，中國對產前胎兒的檢查規範分為兩步：在妊娠的14～20周，接受常規產科超音波檢查來對胎兒進行初步篩查，所觀察的器官結構包括：頭顱頭環、側腦室、小腦、後顱窩池、脊柱、頸項軟組織、眼眶、口唇、四腔心、胸腔、胃泡、腸管、雙腎、膀胱、上肢肱骨及尺骨橈骨、下肢股骨及脛骨腓骨、雙腕、雙踝、臍血管共23項，發現問題後，就要對胎兒進行心臟超音波檢查，一般在18～24周內進行，主要檢查胎兒明顯的心臟結構畸形，這是胎兒心臟超音波探查的最佳時期。但是受技術條件的局限，仍存在很多漏診和誤診。

29 哪些胎兒建議做胎兒心臟超音波？

在任何懷疑胎兒有心臟異常的情況下，都有必要進行胎兒心臟超音波檢查。因為先天性心臟病沒有明確的發病原因，與遺傳因素和環境因素相關。但如果孕婦年齡超過35歲；孕婦或孕婦家庭成員患有先天性心臟病；曾有異常妊娠史；曾有過一個有先天性心臟病的孩子；以往的檢查中發現胎兒有心律失常；胎兒的其他部位異常；胎兒常規超音波檢查懷疑心臟畸形；胎兒染色體異常；胎兒存在腦積水、腎臟異常等其他問題；子宮內發育遲緩或組織水腫；孕婦在孕早期出現感冒、感染等症狀或服用過藥物；孕婦有糖尿病、感染性疾病等基礎疾病；孕婦有過德國麻疹病毒感染等情況下，均建議進行胎兒心臟超音波檢查。

胎兒所有心臟的異常都可以在心臟超音波中檢出嗎？

　　不是所有的心臟異常都能在心臟超音波中檢查出來。心臟超音波是種影像檢查方法，受孕婦、孕周以及胎兒體位、羊水、胎兒活動、胎兒骨骼聲影等多因素影響。胎兒的生長發育是一個逐漸成熟的過程，每次的心臟超音波檢查結果只代表當時的生長發育水準。胎兒畸形也是一個持續形成的過程，沒有發展到一定階段或程度時，有可能不為超音波所顯示。但是大部分異常情況是可以檢出的。

 什麼時候做胎兒心臟超音波最合適？

　　孕中期是檢查的最佳時機，懷孕20～24周是最適宜階段，即大排畸篩查的孕周。這是因為這個階段胎兒大小合適，心臟結構能夠顯示清楚，還有足夠的羊水供胎兒變換體位。孕早期胎兒太小，心臟也不容易看清楚。孕晚期羊水減少，胎兒活動受到限制，會影響檢查。

 胎兒心臟超音波能說明什麼？

　　超音波檢查是應用超音波的聲學物理特性，對孕婦和胎兒進行影像學檢查，為婦產科臨床醫師提供診斷參考的一種檢查技術。胎兒心臟超音波的主要目的是讓父母安心。胎兒心臟超音波可以提供準確的胎兒心臟畸形診斷，提供心臟畸形真實可靠的預後資訊。很多情況下，母親在做完胎兒心臟超音波後如果沒有發現異常，會很放鬆。有時候，如果發現有心臟畸

形，往往需要終止妊娠。心臟超音波所探查到的大部分畸形都是可以治療的，所以在患兒出生前就知道先天性心臟病的性質非常有利於治療。

33 所有的醫院都可以做胎兒心臟超音波嗎？

胎兒心臟超音波對醫生的要求很高。

首先是胎兒的位置。若胎兒處在不合適的體位，再有經驗的醫生也可能漏診心臟畸形，只能耐心等待胎兒變換體位，換到合適的位置再行檢查。

其次，心臟檢查難。心臟結構細微，掃查平面要求高，不顯示標準平面就可能漏診，這與胎兒的體位及醫生的技術、手法、經驗都密切相關。如果醫生沒有經過培訓及適當的實作鍛煉，再合適的胎兒位置可能也會漏診。此外，醫生還要懂得胎兒心臟畸形的種類、病理、影像圖鑑別診斷等特點，否則很容易漏診或誤診。而且胎兒心臟超音波對儀器精準度的要求也很高，因此，並非所有醫院都可以做胎兒心臟超音波檢查。

附錄

孫宏濤博士解說影片

掃瞄以下QR code即可以收看

什麼是高血壓？	如何正確測血壓？	口味太重，易導致心臟病？	血壓突然正常是好事嗎？
什麼是冠心病？	名人之死給我們的啟示	如何預防冠心病猝死？	心臟病是否會遺傳？
性功能障礙是冠心病前兆	什麼是44歲現象？	所有的胸痛都是冠心病嗎？	停經後小心冠心病
冠心病患者的家庭急救	冠心病患者的急救藥	冠心病的治療	阿斯匹靈怎麼吃好？
吸菸對冠心病的危害	冠心病手術後就沒事了嗎？	打呼是否會影響心臟健康？	老年人鍛煉身體的最佳時間

心臟病患者是否能離家旅遊？

合理飲食預防冠心病

冠心病能喝酒嗎？

冬季為什麼高發冠心病？

「春捂秋凍」不妥當

預防心臟病從幼兒開始

糖尿病與冠心病的關係

情緒和心臟病的關係

冠心病患者性生活的注意事項

保護心臟從刷牙開始

感冒雖小，足可致命

心律失常的常規檢測方法

心律不整是不是大問題？

房顫為何需要抗凝？

阿斯匹靈的副作用

安裝心律調節器後要注意什麼？

「牛奶血」是怎麼回事？

什麼是 4S 實驗？

深海魚油有用嗎？

孫宏濤博士解說錄音

掃瞄此一QR code即可收聽所有錄音檔：

Y01-為什麼一天當中測得的血壓時高時低？

Y02-高血壓的原因是什麼？

Y03-為什麼要控制高血壓？

Y04-什麼樣的血壓控制標準是合適的？

Y05-高血壓患者為什麼要做心電圖？

Y06-高血壓患者為什麼要做尿液常規檢查？

Y07-已經出現心臟病了，控制血壓還有用嗎？

Y08-別人覺得效果好的降壓藥，我能吃嗎？

Y09-可以自己換著吃降壓藥嗎？

Y010-有高血壓家族史，可以吃降壓藥來預防高血壓嗎？

Y011-既有高血壓又有糖尿病，怎麼吃降壓藥？

Y012-腎功能不全的透析患者還能用降壓藥嗎？

Y013-既有高血壓又有痛風，如何選藥？

Y014-什麼是青春期高血壓？

Y015-哪些孕婦容易患妊娠高血壓？

Y016-高血壓患者需要定期複檢嗎？

Y017-為什麼高血壓患者冬天要找醫生調藥？

Y018-高血壓患者旅行需要注意什麼？

Y019-冠心病可以預防嗎？

Y070-先天性心臟病術後需要吃藥嗎？

Y071-為什麼先天性心臟病患兒術後需要進行擴胸運動？

Y072-先天性心臟病患兒出院後需要注意什麼？

Y073-先天性心臟病患兒能否正常上體育課？

Y074-如何備孕預防胎兒先天性心臟病？

Y075-產前如何早期發現先天性心臟病？

Y076-什麼時候做胎兒心臟超音波最合適？

兩岸專有名詞與用語對照表

中國大陸通常用法	台灣通常用法
ST 段抬高型	ST 段上升型
X 線胸片	胸部 X 光片
乙肝	B 型肝炎
一過性	短暫性
子癇前期	子癇前症（妊娠毒血症）
心力衰竭	心臟衰竭
心外按壓	心肺復甦術
心肌重構、心室重構	心肌重塑、心室重塑
心肌梗死、腦梗死	心肌梗塞、腦梗塞
心肌頓抑	心肌靜止（冬眠化）
心室纖顫	心室纖維顫動
心律不齊	心律不整
心動過速、心動過緩	心搏過速、心搏過緩
心慌	心悸
心源性	心因性
心臟起搏器	心律調節器
心臟搭橋手術	心臟繞道手術
心臟磁共振	心臟核磁共振

中國大陸通常用法	台灣通常用法
白細胞、紅細胞	白血球、紅血球
甘油三酯	三酸甘油酯
生物鐘	生理時鐘
主動脈夾層破裂	主動脈剝離
丘腦下部	下視丘
血紅蛋白	血紅素
低鈣血症	低血鈣症
低鉀血症	低血鉀症
低氯血症	低血氯症
低鎂血症	低血鎂症
孤立腎	單腎
呼吸機	呼吸器
炎症因數	炎症因子
肺不張	肺塌陷
肺毛細血管楔壓	肺動脈楔壓
重症監護室（ICU）	加護病房
風疹	德國麻疹
室間隔缺損、房間隔缺損	心室中隔缺損、心房中隔缺損
胎盤早剝	胎盤早期剝離
剖宮產	剖腹產
祥利尿劑	環利尿劑
胰腺炎	胰臟炎

中國大陸通常用法	台灣通常用法
高脂血症	高血脂症
高原反應	高山症
俯臥撐	扶地挺身
核素心肌顯像	核醫心肌造影
除極、復極	去極化、再極化
彩超	彩色超音波
動脈粥樣硬化	動脈粥狀硬化
移動傳感技術	行動感應技術
造影劑	顯影劑
植物性神經	自主神經
黃染	黃疸
絕經	停經
創傷性手術、無創傷性手術	侵入性手術、非侵入性手術
發熱性疾病	發燒性疾病
發動機	引擎
超聲	超音波
超聲心動圖	心臟超音波
腦卒中	腦中風
腎單位	腎元
煙酸	菸鹼酸
靶器官	目標器官
腦膿腫	腦膿瘍

中國大陸通常用法	台灣通常用法
綜合征	症候群
睡眠呼吸暫停綜合征	睡眠呼吸中止症候群
鼻飼管	鼻胃管
隨訪	追蹤
膽汁酸	膽酸
應激反應	壓力反應
應激性心肌病	壓力性心肌病變
藥物支架	塗藥支架
臨產期	預產期
醫院獲得性感染	院內感染
體位性低血壓	姿勢性低血壓
體重指數	身體質量指數（BMI）
纖溶活力	纖維蛋白溶解活性

和心臟專家談心 你所不知道的心臟大小事

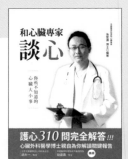

編　　者	孫宏濤
發 行 人	林敬彬
主　　編	楊安瑜
編　　輯	張淑萍、林子揚
內頁編排	吳海妘
封面設計	彭子馨
行銷企劃	徐巧靜
編輯協力	陳于雯、高家宏

出　　版	大都會文化事業有限公司
發　　行	大都會文化事業有限公司
	11051 台北市信義區基隆路一段 432 號 4 樓之 9
	讀者服務專線：（02）27235216
	讀者服務傳真：（02）27235220
	電子郵件信箱：metro@ms21.hinet.net
	網　　　址：www.metrobook.com.tw

郵政劃撥	14050529 大都會文化事業有限公司
出版日期	2025 年 01 二版一刷
定　　價	420 元
ＩＳＢＮ	978-626-7621-02-8
書　　號	Health+214

Metropolitan Culture Enterprise Co., Ltd.
4F-9, Double Hero Bldg., 432, Keelung Rd., Sec. 1,
Taipei 11051, Taiwan
Tel:+886-2-2723-5216　Fax:+886-2-2723-5220
Web-site:www.metrobook.com.tw
E-mail:metro@ms21.hinet.net

國家圖書館出版品預行編目（CIP）資料

和心臟專家談心：你所不知道的心臟大小事 / 孫宏濤編著.
-- 臺北市：大都會文化，2025.01
240 面；　17x23 公分

ISBN 978-626-7621-02-8（平裝）
1. 心臟病

415.31　　　　　　　　　　　　　　　　113019693